U0454631

徐 幼/著

NIDE HAIZI ANQUAN MA
ERBIYANHOUTOUJING WAIKE ZHUANJIA GAOSU NI
ERTONG YIWU SHANGHAI NAXIE SHIER

——耳鼻咽喉头颈外科专家告诉你

儿童异物伤害那些事儿

你的孩子安全吗

四川科学技术出版社

图书在版编目（ＣＩＰ）数据

　　你的孩子安全吗？：耳鼻咽喉头颈外科专家告诉你儿
童异物伤害那些事儿/ 徐幼著. -- 成都 :四川
科学技术出版社，2018.6
　　ISBN 978-7-5364-9074-1

　　Ⅰ. ①你… Ⅱ. ①徐… Ⅲ. ①小儿疾病—耳鼻咽喉病
-防治②小儿疾病-疾病-防治③小儿疾病-颈-疾病-
防治 Ⅳ. ①R726.5

　　中国版本图书馆CIP数据核字(2018)第107309号

你的孩子安全吗——耳鼻咽喉头颈外科专家告诉你儿童异物伤害那些事儿
徐　幼 / 著

出 品 人　钱丹凝
责任编辑　罗小燕
责任出版　欧晓春
出版发行　四川科学技术出版社
　　　　　官方微博：http://e.weibo.com/sckjcbs
　　　　　官方微信公众号：sckjcbs
成品尺寸　185mm×250mm
印　　张　16　字数320千字
印　　刷　成都锦瑞印刷有限责任公司
版　　次　2018年8月第1版
印　　次　2018年8月第1次印刷
定　　价　58.00元

ISBN 978-7-5364-9074-1

地址：四川省成都市槐树街2号　邮政编码：610031
电话：028-87734035　电子邮箱：sckjcbs@163.com

作者简介 ▷

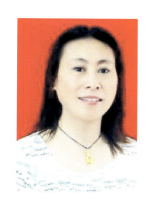

徐幼，儿童耳鼻咽喉头颈外科专家、教授、主任医师

2012年成都市妇女儿童中心医院人才引进专家，儿童耳鼻咽喉头颈外科主任，主任医师，优秀共产党员，从事耳鼻咽喉头颈外科临床工作30余年。儿童耳鼻咽喉头颈外科知名专家，中华医学会会员，中华医学会耳鼻咽喉头颈外科学会小儿耳鼻咽喉头颈外科专业委员会全国委员，中国妇幼保健协会儿童听力专业委员会副主任委员，中国儿童睡眠医学专业委员会全国委员，中国妇幼保健协会耳鼻咽喉头颈外科微创专业委员会常务委员，四川省耳鼻咽喉头颈外科专业委员会委员，四川省耳鼻咽喉头颈外科专业委员会耳科学组副组长，中国医师协会四川省医师分会耳鼻咽喉头颈外科专业委员会常务委员，四川省睡眠医学专业委员会常务委员，四川省医疗机构听力中心评审专家，成都市医疗事故鉴定专家，四川省卫生和计划生育委员会儿童结构畸形评审专家，获四川省首批美容整形主诊医师资格。

在2011年度卫生部万名医师对口支援红色革命老区活动中，被受援单位推荐为先进个人提名；荣获"2014年度成都市万名好医师评选成都市民喜爱的好医生"前20强；获2014年医院"与梦想同行"演讲比赛特等奖。

主持四川省级科研项目一项，并获科研经费资助。

主持所在医院新技术四项。采用耳内镜微创技术治疗儿童分泌性中耳炎，采用鼻内镜微创技术治疗儿童慢性鼻炎、鼻窦炎伴息肉，获院级新技术二等奖；主持完成儿童喉—气管声门下狭窄成形术等新技术，获得好评。对儿童各种常见病、多发病的诊断治疗经验丰富，对儿童疑难病有较高的诊断水平。完成儿童扁桃体、腺样体手术1 000余例，完成儿童耳鼻咽喉意外伤害各类异物取出近千例。

其带领的耳鼻咽喉头颈外科团队取得所在医院2013年学科建设优异成绩，并受到医院隆重表彰及奖励。

在本专业国家级核心期刊发表学术论文30余篇。多次应邀到四川省广播电台及成都市电视台健康栏目做专题讲座，深受广大听众的喜爱和好评。

作者心语 ▶

"儿童健康，中国梦的起点。"我希望此书能照亮儿童健康、平安之路。

作为一名儿童耳鼻咽喉头颈外科医生，我经历了人间无数生离死别之痛，目睹了太多意外对儿童的伤害，抢救了太多不幸因意外受伤的孩子，安慰过无数痛不欲生的家长……

手术台上，医生在流汗，无影灯下孩子在流血，手术室内是医生、护士、麻醉师忙碌的身影；手术室外是患儿的亲人在流泪、焦急地等待。有太多家长因为孩子遭受意外伤害在相互埋怨、打骂；也有的家庭因孩子发生意外伤害而导致家庭变故，孩子惨遭遗弃……

一桩桩儿童耳鼻咽喉头颈意外伤害事件让人心如刀绞；一件件儿童意外伤害的悲剧如晴天霹雳，让人惨不忍睹，令人痛心疾首，儿童耳鼻咽喉头颈意外伤害猛如虎！

站在手术台上30余年的我，终于有一天感到手术台不是驱赶儿童意外伤害这只"猛虎"的战场，我无能驱赶意外伤害对孩子的肆虐；终于有一天，我感到手中的手术刀是那样的无力，无力斩断意外伤害这只伸向孩子的魔掌；终于有一天，我感到作为医生是那么无助，手术台上的无影灯照着意外受伤的儿童，也照亮了我决定编写此书的方向……

在送走一个个意外受伤的孩子被抢救成功的夜晚后，我陷入了深深的沉思；在医治一个个意外受伤害的儿童的过程中，我不停地问自己：面对儿童耳鼻咽喉头颈外科的意外伤害，我作为一个儿童耳鼻咽喉头颈外科医生做了些什么？作为一个儿童耳鼻咽喉头颈外科的专家，我还能做些什么？

是坐在诊断室，等待孩子意外受伤后的抢救？

是接到年轻医生的求助电话，立即冲进手术室去指挥抢救？

还是抢救结束后对孩子父母抱歉地说一声，"很遗憾，你来晚了，孩子没有了！"

或是对孩子的父母说："孩子救过来了，但可能会留下遗憾……"

然后看到家长茫然，再看到家长痛苦，再看到家长失望，甚至绝望……

然后听到家长悲痛欲绝地哭泣，听到亲人撕心裂肺地呼叫……

不！我不希望看到这些；不！我更不希望听到这些……

长歌当哭，痛定思痛。终于我明白，抢救、治疗儿童意外伤害需要高超的医术和爱心，预防儿童意外伤害更是责任和担当。于是我决定，白天用手术刀为孩子解除病痛；夜晚我放下手术刀，执起笔杆，敲起键盘，记录我在临床中处理的一桩桩让人痛心的意外伤害病例，让这些使家庭失去欢乐、让无数儿童失去健康的病例唤起年轻父母们的警觉，告诉天下的父母、长辈们在养育孩子的过程中应该注意的问题，同时也告诉老师们，在教育儿童的同时更多地关注儿童的安全。

如果此书的出版能让儿童远离耳鼻咽喉头颈意外伤害，那我一颗饱经儿童意外伤害之痛的忧患之心便能得到一丝丝慰藉。

如果此书能被天下年轻的父母所阅读，那更能告慰我为编写此书平添的许多白发。

如果此书能指导年轻的耳鼻咽喉头颈外科医生们，能起到抛砖引玉的作用，让他们在临床诊疗工作中多一份思考，少一分漏诊，也是我乐意看到的。

如果此书能指导广大的儿童内科医生所阅读，能被放射科医生在闲暇之余眷顾，能为加强学术交流，加强学科间的交叉学习，减少误诊误治起到一点积极的作用，是我更愿意看到的。

我明白，我多写下一个病例，孩子们就多一份平安，无数家庭就多一份欢笑……

让儿童远离耳鼻咽喉头颈意外伤害，让孩子们平安健康成长，那便是我最大的心愿！

愿写作本书所经历的艰辛与疲惫，将变成一份珍贵的礼物送给我爱的孩子们和爱我的孩子们！

愿本书中孩子们所经历的痛苦与不幸，将化成一盏明灯照亮更多儿童平安成长之路。

徐幼

2017年12月于成都

序一 ▶

儿童意外伤害关乎儿童健康，关乎儿童生命。

目前，全世界每年有100多万14岁以下的儿童死于意外伤害；在中国，意外伤害致死居儿童死因排名的第一位。耳鼻咽喉头颈等又是意外伤害的好发部位，一粒纽扣、一颗花生、一枚电池都可能是儿童意外伤害的祸首。

意外伤害发生的原因一方面是安全防护不到位，另一方面是儿童或其看护人的安全意识不够。本书记录了作者具有代表性的临床病例，简洁明了地介绍了耳鼻咽喉头颈等基本解剖知识，同时全面介绍了耳鼻咽喉头颈等部位的外伤、异物、动物咬伤等意外伤害的诊治，不仅可以用于家长进行全面的安全宣教，同时也可作为医疗专业人员的临床参考和指导用书。

儿童健康成长是我们的共同心愿，远离意外伤害更是亿万家庭的心声，让我们共同关注儿童安全！

（倪鑫，国家儿童医学中心主任，首都医科大学附属北京儿童医院院长，耳鼻咽喉头颈外科教授，博士生导师，中华医学会儿童耳鼻咽喉头颈外科主任委员）

2017年6月于北京

1

序二 ▶

　　每每见闻孩子因误吸瓜子、花生仁、玩具等异物而痛失去生命，我们都会痛心疾首，扼腕叹息。

　　成都市妇女儿童中心医院几乎每周都会诊治遭受耳鼻咽喉头颈异物伤害的小朋友，他们的痛苦一直鞭策着我院的专家去寻求减少这类意外事件发生的方法。如今，徐幼主任的《你的孩子安全吗——耳鼻咽喉头颈外科专家告诉你儿童异物伤害那些事儿》一书终于出版了。该书图文并茂，深入浅出、科学严谨地阐述了儿童耳鼻咽喉头颈异物伤害的治疗与预防，警示民众及社会关注儿童意外伤害，让我们的孩子安全、健康地成长。

　　我相信本书的出版定能为孩子们撑起一把平安、健康的保护伞，为孩子们的成长保驾护航！

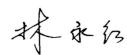

　　（林永红，成都市妇女儿童中心医院党委书记，院长，医学博士，主任医师）

2018年6月于成都

前言 ▶

　　儿童意外伤害已引起联合国儿童基金会的高度关注。全球儿童安全组织调查显示意外伤害已成为中国1~14岁儿童的首要死因。全球儿童安全组织专家、世界上第一个也是唯一一个致力于预防儿童意外伤害的非营利性机构创始人，乔治·华盛顿大学医学院儿科、外科教授马丁·埃克博格博士在2012年2月8日特别致电《科学生活》杂志，向所有中国家长呼吁：孩子、家长、老师都应补上儿童意外伤害安全教育这一课。

　　世界卫生组织和联合国儿童基金会的调查显示每天有2 000多名儿童死于意外伤害，世界各地每年有数以千万计受伤儿童就医，往往留下终生残疾。

　　世界卫生组织前任总干事陈冯富珍博士指出，每年有100多年万儿童死于意外伤害，儿童意外伤害是一项重大的公共卫生和发展问题。

　　在我国，每年有超过5万名儿童因伤害死亡，即每天有近150名儿童因伤害而死亡。每三位死亡的儿童中就有一位是因意外伤害所导致。

　　《北京市伤害调查——北京儿童意外伤害报告》显示，在北京每天有139名儿童受到伤害，意外伤害已成为北京儿童死亡和伤残的首要原因，平均每天就有1名儿童因意外伤害致残或致死。

　　《世界预防儿童意外伤害报告》认为儿童受伤死亡的五大原因是车祸、溺水、烧伤和烫伤、摔伤、中毒。

最新调查显示全世界每年有100多万名儿童死于意外伤害，中国意外伤害占儿童死因总数的26.1%，而且这个数字还在增长。

让儿童远离意外伤害刻不容缓！学校、老师、家长是预防儿童意外伤害的主要责任人。

让我们积极行动起来，为预防儿童耳鼻咽喉头颈异物意外伤害贡献出自己的力量！

本书经历五年终于出版，在此特别感谢国家儿童医学中心主任、首都医科大学附属北京儿童医院院长倪鑫教授为本书作序；感谢成都市妇女儿童中心医院党委书记、院长林永红教授为本书作序。感谢耳鼻咽喉头颈外科、麻醉科、手术室、放射科、B超室、儿童外科二病区全体医务人员给予的帮助与支持。

徐幼

2018年8月于成都

目录 Contents

第一编

儿童耳鼻咽喉头颈外科解剖生理

第一章　儿童的年龄与语言发育

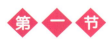 **儿童年龄阶段的划分**

儿童机体尚未发育成熟，并处在不断生长和发育阶段，每个时期有每个时期的不同特点。各个年龄阶段的儿童具有各自的年龄特点，医学上一般将儿童的生长发育分为四个阶段：

一、新生儿期（出生至28天）

从出生至28天称为新生儿期。这是儿童最重要又很特殊的时期，胎儿从宫内脱离母体的保护成为新生儿，各器官发育完善，自身的防御能力极差，新生儿特有的一些疾病，特别是与耳鼻咽喉头颈部相关的呼吸道疾病的发生率比任何年龄阶段部高。

二、婴幼儿期（1个月至3岁）

这一时期是孩子生长发育最快的时期，他们好动、爱模仿他人，也是最容易发生意外的时期。在我们收治的发生意外伤害的孩子中，处于此阶段的占95%以上，其中以1~3岁最多见。由此可见，婴幼儿期是孩子最容易发生意外的时期，更是值得家长和社会各界特别关注的特殊时期。

三、学龄前期（3~6岁）

此阶段的孩子，体格发育相对放慢，但其却变得异常活跃、好动，活动范围明显增大，对周围环境充满好奇，与周围环境接触增多，自我意识逐步增强，求知欲和好奇心也随之增强，对危险缺乏判断能力和识别能力，也是特别容易发生意外伤害的时期。

由此可见，此阶段也是孩子意外伤害高发的年龄段，家长和学校应给予特别关注，并加强对孩子意外伤害的安全教育和培训，预防和减少孩子意外伤害的发生。

四、学龄期（6~14岁）

此阶段的孩子体格和内脏器官都得到充分发育。智力和能力及判断力都较前一时期有了明显的提升，此阶段的孩子已接受家庭及学校的教育，故意外伤害在这一时期较前三个阶段有明显的下降。但仍有部分孩子出于好玩、无知而发生意外伤害。在本书的病例中有一个7岁多的大男孩，将一个直径大约3厘米、风车状的金属异物含在口中玩耍时不慎误咽入食管，导致进食吞咽困难，急诊入院行全身麻醉手术取出；另一个7岁半的一年级小女生，将一枚壹圆硬币含在口中玩耍时误咽入食管，导致意外伤害；一名14岁少年因车祸伤昏迷，抢救时行紧急气管插管后生命保住了，但出现了喉气管声门下狭窄呼吸困难。由此可见，对本年龄段的孩子仍不能松懈对他们的安全相关知识的教育。

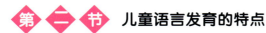 儿童语言发育的特点

　　儿童的发育涉及儿科学的各个方面，包括机体的、心理的、认知与行为的发育。儿童发育的状况在儿童耳鼻咽喉头颈外科疾病的诊治中非常重要。儿童的智力水平及认知能力处于不断发育的状态。儿童语言发育是渐进性的过程，6~10个月时，儿童开始咿呀学语，在1岁（12个月）时达到高峰，这时儿童可以用自己的语言来表达自己想要从事的活动；1岁半（18个月）时儿童所能掌握的词汇量差异很大，平均为20~50个词汇；2岁时儿童的语言能力真正发展起来。儿童耳鼻咽喉头颈意外伤害大多发生在2岁以下。本书所收集的病例多数都是2岁以下的低龄儿童。这个时期儿童的语言发育程度使他们不能对身体所发生的意外伤害进行准确的描述和表达，这也是儿童耳鼻咽喉头颈意外伤害发生后不能得到及时准确诊断和进行有效的治疗，从而导致延误诊断或误诊的主要原因。针对儿童语言发育的特点，家长和耳鼻咽喉头颈外科医生及儿科医生们一定要注意提高儿童耳鼻咽喉头颈外科疾病及意外伤害方面的警惕性和判断力，尽可能详细询问病情，细心观察，全面查体，从儿童的体征及症状上去找原因、分析原因，防止误诊、漏诊的情况发生。

第二章　儿童耳部的解剖生理

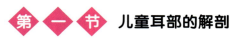 **儿童耳部的解剖**

耳分为外耳、中耳和内耳三部分。颞骨中包含了外耳道的骨部、中耳、内耳及内耳道。

一、外耳

耳郭和外耳道统称为外耳。

1.耳郭

耳郭，是位于头颅两侧突出于外的器官。老百姓常说的耳朵就是指的耳郭。

耳郭内含软骨支架，外覆皮肤，与头颅成30°角，左右对称；耳部分为前后两面，前面凹凸不平，后面较平整，稍隆起。

注意：有些儿童出生时在耳郭的前面皮肤处有一小瘘口，有时瘘口处有分泌物溢出，这在医学上称为先天性耳前瘘管。其有一定的遗传因素，有单侧发生，也有两侧同时发生。有些瘘管口位于耳甲腔处不易被发现,当孩子耳部出现红肿、流脓时才被发现。

耳郭由于突出于外，常常易受外伤导致耳郭意外损伤。

2.外耳道

外耳道，起于耳郭的耳甲腔底，向内止于鼓膜，分为外耳道的软骨部及骨部，略呈"S"形弯曲。成人外耳道的长度为2.5~3.0厘米，成人外耳道的外1/3为软骨部，内2/3为骨部。

新生儿外耳道的骨部及软骨部未完全发育，由纤维组织所组成，故新生儿的外耳道较狭窄而塌陷，不易检查，鼓膜也不容易窥见。

1岁以下的婴幼儿，外耳道几乎全部由软骨所组成，外耳道有两处较狭窄，一处在骨部与软骨交界处；另一处在骨部距鼓膜0.5厘米处，此处临床上称为外耳道峡。儿童外耳道异物常常镶嵌于此处，导致异物取出困难。

在外耳道软骨的后上方有一缺口，为结缔组织所代替。

外耳道软骨在前下方常有2~3个垂直的、由结缔组织所充填的裂隙，称为外耳道软骨切迹。切迹内有纤维组织及血管、神经通过；此裂隙是外耳道与腮腺之间感染互为传染的途径。

外耳道骨部的后上方由颞骨鳞部组成，其深部与颅中窝仅隔一层骨板。儿童外伤导致外耳道骨折时可累及颅中窝。

外耳道皮下组织少，皮肤与骨部、软骨部紧密相贴，当感染肿胀时，导致外耳道的神经末梢受压而疼痛剧烈。因此儿童发生外耳道疖肿时，因疼痛会导致烦躁、剧烈哭闹等。

软骨部的皮肤较厚，内含耵聍腺，分泌耵聍，即我们常说的"耳屎"。

外耳道的神经、血管、淋巴：外耳道的神经主要由三叉神经和迷走神经耳支支配。三叉神经主要分布于外耳道的前半部，故牙痛时可反射性耳痛。有的孩子发生牙痛，但却诉耳痛，家长常常认为是中耳炎，而就医于耳鼻咽喉头颈外科。

另一神经来源是迷走神经的耳支，分布于外耳道的后半部，故刺激外耳道后壁，常常引起反射性咳嗽。这也是有些家长在给孩子掏耳屎时孩子会剧烈咳嗽的原因。

有的儿童外耳道较大的耵聍压迫外耳道后壁时也常常引起咳嗽，当取出耵聍后咳嗽即停止。

有的儿童将异物塞入耳内，常常咳嗽，经久不愈，当体检时意外发现耳部异物，取出异物后咳嗽停止。

外耳的血管供应主要来源于颞浅动脉、耳后动脉及上颌动脉。耳郭的前份主要由颞浅动脉和耳后动脉供给；耳郭的后份由上颌动脉供给。

外耳道及耳郭的血液供给极为丰富，故儿童发生外伤意外时出血较凶猛，这与耳部的血供有关。

二、中耳

中耳位于外耳道与内耳之间，是位于颞骨之间的不规则的含气腔和通道，包括鼓室、咽鼓管、鼓窦及乳突四部分。其中咽鼓管是儿童期一个重要结构；经咽鼓管与鼻咽部相通。儿童期咽鼓管结构行走较水平，是儿童易患中耳炎的重要原因之一。

鼓膜就是我们常说的"耳蒙子"。鼓膜是位于外耳道与鼓室之间的一个膜性结构，为椭圆形或圆形。儿童呈半透明状，成人一般高约9毫米，宽约8毫米，厚约0.1毫米。鼓膜前下方朝内倾斜，与外耳道成45°～50°角，故外耳道的前下壁较后上壁长。新生儿及5个月婴儿的鼓膜倾斜度尤为明显，与外耳道底约成35°角。

鼓膜根据其结构的不同分为紧张部和松弛部；鼓膜紧张部中央向内凹入，松弛部较为平坦。

鼓膜分为三层，由外向内依次为上皮层、纤维层、黏膜层。以前的研究认为鼓膜在松弛部无纤维层，较薄，但近年的研究发现鼓膜松弛部也有纤维层，但不及紧张部明显。

鼓膜与水平面成一定角度，后上偏外，前上偏内。婴幼儿的鼓膜呈上缘在外侧，下缘在内侧的近水平位；同时在婴幼儿时期骨性外耳道及乳突未发育，实行鼓膜切开时容易损伤听骨链。

三、内耳

内耳又称迷路，包埋于颞骨，结构复杂而精细，内含听觉和前庭器官。按解剖和功能分为前庭、半规管和耳蜗三部分。从组织学上分为骨迷路和膜迷路。

儿童在发生颅脑损伤时可能会导致内耳损伤，如果发生颞骨骨折会导致面神经损伤，出现面瘫；损伤颅底会出现脑脊液耳漏等症状。

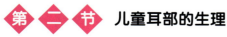 **儿童耳部的生理**

一、外耳的生理

外耳包括耳郭、外耳道等结构。耳郭主要收集声波传递到外耳道，外耳道不仅传递声音并对声音起到共振作用。外耳道因与外界相通，儿童常常将异物塞入耳道，也成为儿童耳道异物好发之处。

二、中耳的生理

中耳包括鼓膜、锤骨、镫骨、砧骨、咽鼓管等重要结构。鼓膜位于外耳道与中耳之间，起到传递声音到中耳的作用。中耳的鼓膜及听小骨组成的听骨链主要承担将外耳道空气中的声波能量传递到内耳耳蜗淋巴液，激动内耳结构而产生听觉的任务。咽鼓管有两端开口，一端开口于中耳鼓室前壁，叫咽鼓管鼓室口；另一端开口于鼻咽部，叫咽鼓管的咽口。咽鼓管具有调节中耳气压的作用，婴幼儿期咽鼓管的位置较水平，因此容易发生中耳炎。

三、内耳的生理

内耳主要是感受声音的部位。内耳除了感受声音外，还具有控制人体平衡功能的作用。内耳的结构主要包括耳蜗、前庭、半规管。

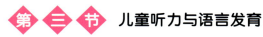

第 三 节　儿童听力与语言发育

儿童语言发育的快速期在2~3岁。语言的发育与儿童听力的发育密切相关，当婴幼儿期或儿童期的听力出现损害或听力障碍，会影响儿童语言的发育，导致儿童耳聋，这叫"语前聋"。当家长发现孩子的语言发育与同龄儿童相比较落后时需要观察儿童的听力是否正常。有些孩子由于听力障碍，无法与人交流，表现出孤独、自闭，家长带孩子就医，往往容易被误诊断为自闭症等等。

古人言"十聋九哑"，意思是十个聋子，九个哑巴。由此说明听力与语言的关系。因此，当孩子不会说话，或语言发育比同龄儿童落后时，一定要及时带孩到耳鼻咽喉头颈外科就医，了解孩子的听力发育情况，对耳朵听力做出准确的诊断。

在临床上常常会遇到一些孩子，表现为听力不好，又无耳流脓、发烧等表现，家长没有引起重视。

有些孩子只表现为看电视的声音开得很大，家长将声音调小后，孩子又去把电视的音量调大。如果孩子有这样的表现，家长一定要及时带孩子去医院耳鼻咽喉头颈外科及时检查，以免耽误孩子的语言发育。

有些孩子在幼儿园体检时听力筛查未通过，到医院就医发现孩子耳部被异物阻塞。

由于听力与语言发育密切相关，对孩子的生长发育有着极其重要的作用，建议家长在关注孩子语言发育的同时，关心孩子的听力，定期为孩子做耳部体检，及时了解耳部的情况，发现问题及时处理，不要因耳部意外伤害等原因影响孩子的发育。

第三章　儿童鼻部的解剖生理

　　鼻位于面部正中，并突出面部，容易遭受外伤，导致出血或鼻骨骨折等意外伤害；由于双侧鼻前孔开放，也容易发生儿童鼻腔异物。我们简要介绍鼻的解剖及生理，让广大的家长朋友了解鼻腔的解剖结构及生理作用，对儿童发生鼻部意外伤害时对伤情的判断和处理有积极的意义。

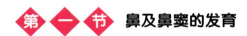 **鼻及鼻窦的发育**

一、鼻的发育

　　鼻的发育主要在胚胎时期，出身后鼻的形态已基本形成，但随着面部的逐年生长而变化。鼻的胚胎过程分为三个时期，即膜形成期、软骨长入期、软骨和骨化时期。

二、鼻窦的发育

　　鼻窦是位于颅骨内且通向鼻腔的若干不规则的小腔，窦鼻附有鼻腔黏膜的延续部分，在胚胎时期，少数鼻窦仅有始基，所以鼻窦的发育和扩大主要在出生之后；鼻窦中主要以上颌窦发育最早，其次为筛窦及额窦；而蝶窦是鼻腔软骨壳的后上凹部。

三、各鼻窦发育的时间

　　（1）上颌窦的发育时间：上颌窦发育最早，在胚胎第三个月，相当于中鼻道的半月裂处的黏膜出现一个凹陷或凹陷处组织吸收，形成一个小洞，为将来的上颌窦开口。孩子出生后不久，窦口与窦腔相通；1岁时，上颌窦大部分被牙胚胎所占据；15岁时上颌窦发育停止。

　　（2）额窦的发育时间：1岁左右额窦开始向额骨内进行气化；2岁以后开始进入额骨水平；4~6岁时仅有豌豆大小。

　　（3）筛窦的发育时间：筛窦气房在新生儿时即已形成，1岁时筛窦气房生长较快，2岁时更为显著，15~18岁时发育完全。

　　（4）蝶窦的发育时间：蝶窦在胚胎第7周开始发育，在胚胎第4个月时出现蝶窦的始基，但出生时仍呈原始静止状态，3岁时发育较快，4岁时蝶窦鼻甲与蝶骨才融合。7岁发育迅速，12~15岁时蝶窦形成。

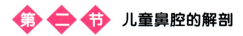

第二节　儿童鼻腔的解剖

鼻腔为一顶窄底宽、前后径大于左右径的不规则的狭窄腔隙。鼻腔由鼻中隔分为左右两侧鼻腔，每侧鼻腔又分为位于鼻腔前段的鼻前庭和位于鼻腔后段的固有鼻腔两部分。

一、鼻前庭

鼻前庭是鼻前孔与固有鼻腔之间的小空隙，位于鼻翼内侧，内覆以皮肤，有鼻毛生长，鼻毛对阻挡灰尘有一定的作用。由于鼻前庭覆有皮肤，富含有皮脂腺和汗腺，儿童喜欢挖鼻孔，损伤鼻前庭毛囊，导致鼻前庭疖肿发生。

二、固有鼻腔

固有鼻腔是我们通常所说的鼻腔，鼻腔为一不则的腔隙，被鼻中隔分为左右鼻腔。鼻中隔由软骨和骨共同组成，鼻中隔覆有黏膜，最前下方有一区域血管汇聚成丛，临床上称为李特氏区，该区是儿童鼻出血的好发部位。

鼻腔的外侧壁上有三个从上到下呈阶梯状排列的结构，分别称为上鼻甲、中鼻甲、下鼻甲。

特别提醒，鼻腔是开放的器官，也是儿童最易发生鼻腔异物的部位。当儿童出现单侧鼻塞，久治不愈，一定要到有儿童耳鼻咽喉头颈外科的医院及时就医，排除鼻腔异物的可能。

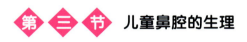

第三节　儿童鼻腔的生理

鼻是呼吸道之首，鼻腔是呼吸道的门户，鼻腔对人体具有非常重要的功能，这与鼻腔及鼻窦黏膜被覆上皮的纤毛结构赋予了鼻腔的特殊功能密不可分。

一、生理性鼻甲周期

正常人体鼻阻力呈现昼夜、左右有规律和交替的变化，这种变化主要受双侧下鼻甲充血状态的影响，间隔2~7小时出现一个周期，称之为生理性鼻甲周期或鼻周期。

二、鼻腔的功能

鼻腔的功能指人体的通气功能、嗅觉功能、共鸣功能以及对空气的过滤、清洁、湿润、加温的功能和鼻腔反射等。

（1）鼻腔的通气功能：鼻是人体的重要呼吸器官，正常人体经鼻腔呼吸，当人体受凉感冒，或发生过敏性鼻炎导致鼻腔黏膜肿胀，以及儿童发生鼻腔异物阻塞，鼻息肉导致鼻腔通气受阻时，就会出现张口呼吸。

（2）嗅觉功能：嗅觉功能是鼻腔的又一重要功能，对人体辨别气味有很好的作用。嗅觉也是人体的防御功能，当闻到刺激性气味或难闻的气味人们会本能地离开，起到"报警"作用，对人体具有保护作用。良好的气味对增进食欲有很好的促进作用，嗅觉对人的情绪和生活质量有明显的影响。

（3）对空气过滤、清洁、湿润、加温的功能：由于鼻腔黏膜特殊的作用，对通过鼻腔的空气进行清洁、加温、湿润。

（4）发音与共鸣作用：鼻腔鼻窦的功能正常对于发音有着良好的共鸣作用。由于鼻腔与鼻窦构成三维构筑，产生共鸣作用，使得人体发音时音质更加圆润悦耳。当发生感冒鼻塞、鼻炎、鼻息肉阻塞鼻腔，或儿童鼻腔有异物阻塞时，说话无共鸣音，声音的性质发生改变，医学上称为闭塞性鼻音，这时人们会说，这个人说话鼻音很重，这就是鼻腔失去共鸣所致。与鼻塞性鼻音不同的另一种鼻音叫开放性鼻音，常见于软腭麻痹或腭裂等鼻咽腔不能闭合的疾病。

（5）反射功能：鼻腔的反射功能有四种，第一种是鼻肺反射，第二种是喷嚏反射，这两种反射都是鼻腔的重要反射，对人体是有积极的意义；第三种是鼻心反射；第四种是鼻睫反射。

a.鼻肺反射：主要是鼻腔黏膜上的三叉神经末梢为传入支，支气管平滑肌上有广泛的迷走神经传出支，以三叉神经核和迷走神经核为其中枢核团，形成反射弧。鼻肺反射是鼻腔局部刺激和病变引起支气管病变的原因之一。

b.喷嚏反射：主要是当鼻黏膜上的三叉神经末梢受到刺激时，发生一系列反射动作，悬雍垂下降，舌压向软腭，声门突然开放，使气体从鼻腔急速喷出，以此排除鼻腔中的异物和有害物质，这也是机体的重要保护性反射。当儿童发生有鼻腔异物时或发生过敏性鼻炎时，常常出现频繁打喷嚏的现象。

所以，当儿童频发打喷嚏，除了怀疑过敏性鼻炎外，还应该警惕儿童鼻腔异物的可能。

c.鼻心反射：当鼻部受到刺激可能会出现心率减慢、血压下降等表现。

d.鼻睫反射：当鼻部受到刺激可能会出现流泪、眼结膜充血、瞳孔缩小等表现。

（6）吸收功能：鼻腔的血液供应来源于颈外动脉的上颌动脉和颈内动脉的眼动脉分支，其血液供应非常丰富，黏膜内丰富的血液循环是鼻腔吸收功能的解剖学基础，为鼻内给药提供了依据，所以鼻腔的一些疾病可以通过鼻内给药治疗。

（7）排泪功能：鼻泪管是常规状态下引流泪液、排泄泪液的通道，鼻泪管开口于下鼻道，当各种疾病导致下鼻甲肿大阻塞鼻泪管开口时，会导致溢泪或泪囊炎。

第四章　儿童咽喉部的解剖生理

儿童的咽喉部与成人的咽喉部在解剖及生理功能上有明显的不同，与成人相比，器官的大小、长度及生理功能处在不断发育的阶段，疾病的发生或意外伤害后的结果也有很大的差别，通过对儿童咽喉部的了解，对儿童发生咽喉意外的处理和解救有一定的帮助。

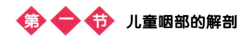 **儿童咽部的解剖**

咽是一肌性的漏斗形器官，也是消化道和呼吸道的共同通道，上起颅底，下连环状软骨下缘，与食管衔接。咽分为三部分：鼻咽部、口咽部、喉咽部。咽部的长度和宽度因年龄而异，新生期咽部长4厘米,宽1.35厘米，深2厘米。随着年龄的增长，咽部的长度、宽度不断改变。

一、鼻咽部

鼻咽部，上为颅底，向前经后鼻孔与鼻腔相通，后壁与颈1~2椎相邻，向下与口咽相通，儿童期在鼻咽部有两个比较重要的结构，即腺样体和咽鼓管。

（1）腺样体，又叫咽扁桃体，是位于鼻咽顶后壁黏膜上的淋巴组织，儿童期比较发达，特别是2~6岁的儿童，但随着年龄的增长，淋巴组织逐渐萎缩，腺样体逐渐缩小。如果该处的淋巴组织过度增生，导致病变，临床诊断为腺样体肥大。其严重时导致儿童鼻塞、睡眠打鼾、张口呼吸、分泌性中耳炎，时间长了还会引起面部发育畸形导致特殊的面容，叫"腺样体面容"。由于腺样体肥大阻塞鼻咽部和咽鼓管咽口，导致儿童分泌性中耳炎的发生。因儿童分泌性中耳炎与腺样体肥大密切相关，所以经保守治疗无效时，切除腺样体手术已成为治疗儿童分泌性中耳炎的阶梯治疗方法。

（2）咽鼓管，咽鼓管有两个口，一端开口在中耳的鼓室前壁，叫咽鼓管鼓室口，另一端开口在鼻咽部，叫咽鼓管咽口。儿童期腺样体肥大容易导致咽鼓管咽口堵塞，导致分泌性中耳炎的发生或反复发作。初生的婴幼儿由于咽鼓管发育不完善，位置较水平，上呼吸道感染时鼻腔、鼻咽部的分泌物容易通过水平的咽鼓管咽口到达鼓室，导致中耳炎；儿童进食、吸奶容易发生呛咳导致奶液通过耳咽管咽口进入鼓室引发中耳炎。

二、口咽部

口咽部又称为中咽部，是口腔向后延伸的部分，介于软腭与会厌上缘平面之间，是通常所指的咽部。咽后壁平第二、三颈椎黏膜有散在的淋巴滤泡。口咽部有两个重要的结构叫腭扁桃体，也就是人们常说的扁桃体。儿童期的扁桃体容易发生化脓，形成化脓性扁桃体炎，也是儿童咽异物的好发部位。

三、喉咽部

喉咽部也称下咽，位于会厌上缘与环状软骨下缘之间，向下连接食管，向前经喉口与喉腔相通。喉咽的两侧、甲状软骨板及甲状舌骨膜内侧面与杓会厌襞之间黏膜下陷，形成梨状隐窝，左右各一。

此处亦是异物易停滞的地方。两侧梨状隐窝之间与环状软骨板后方的间隙称为环后隙，下方即为食管入口。此处有环咽肌环绕。

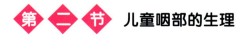

第二节 儿童咽部的生理

咽部为呼吸道和消化道的共同通道，上通口腔、鼻咽部，向下与食管相连，具有重要的生理功能。

（1）呼吸功能：咽不仅是呼吸时气体出入的通道，而且咽黏膜下或黏膜内含有丰富的腺体，对吸入的空气有调节温度、湿润及清洁作用，但弱于鼻腔的功能。

（2）语言形成：咽腔为共鸣腔之一，发音时咽腔和口腔可以改变形状，产生共鸣，使语言清晰悦耳，并由软腭、口腔、舌、唇、齿等协同作用，构成各种语言。正常的咽部结构以及发声时咽部形态大小的相应变化对语言形成及语言的清晰度都有重要的作用。

因此，儿童期扁桃体过度肥大、阻塞口咽腔，导致儿童口语含混不清，似口中含物表现。扁桃体过度肥大影响儿童发音及语言的清晰度，是扁桃体切除术的指征之一。

（3）吞咽功能：吞咽动作是一种由多组咽肌参与的反射性协同运动；吞咽动作一经发动不能终止。吞咽的中枢位于迷走神经核附近的网状结构中。

（4）防御保护功能：它通过咽反射来完成，一方面，协调的吞咽反射可封闭鼻咽和喉咽，在吞咽或呕吐时避免食物误吸入气管或反流鼻腔；另一方面，当异物或有害物质进入咽部时会发生恶心呕吐，有利于异物和有害物质的排除。

（5）调节中耳气压的功能：咽鼓管咽口的开放与咽肌的运动，尤其是吞咽运动密切相关，吞咽动作不断进行，咽鼓管随之不断开放中耳内的气压与外界大气压得以平衡，这是保持听力正常的重要条件之一。

（6）免疫功能：咽部的扁桃体参与咽淋巴环组成及机体的免疫功能。

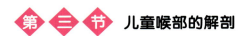

第三节　儿童喉部的解剖

喉是呼吸道的重要通道，是下呼吸道的门户，上通喉咽，下连气管，位于颈前正中，舌根之下。上端是会厌，下端是为环状软骨下缘。成人喉的位置相当于第三至五颈椎平面，儿童喉的位置相对较高。喉由软骨、肌肉、韧带、纤维结缔组织和黏膜等构成，外覆有皮肤。

一、喉软骨

喉由软骨支撑而成，构成喉的软骨单一的有甲状软骨、环状软骨、会厌软骨；成对的软骨有勺状软骨。环状软骨是喉部唯一完整的环形软骨，对保持喉、气管的通畅起到重要的支撑作用。儿童喉部遭受外伤或疾病时导致环状软骨损伤，引起喉气管狭窄。

二、环甲膜

环甲膜是位于甲状软骨下缘与环状软骨上缘之间的纤维韧带组织，为喉部较为重要的膜性结构。在急性喉梗阻时，紧急情况下来不及做气管切开或插管时，可从环甲膜处穿刺或切开，缓解病人的呼吸困难。

三、喉腔

喉腔喉腔上界为喉的入口，在喉腔里有两个重要的结构，即双侧声带和双侧室带。声带和室带之间为喉室；双侧声带之间为声门，是喉部较狭窄的部位。婴幼儿以声门下最狭窄。声门是儿童喉异物常常镶嵌的部位，也是儿童急性喉炎导致喉梗阻的部位。婴幼儿期由于喉部黏膜下结缔组织疏松，发生喉部炎症时容易导致喉部水肿，引发呼吸困难，严重者导致喉梗阻。

因此，婴幼儿的急性喉炎是儿童耳鼻咽喉头颈外科危重急症，临床上，特别是儿童耳鼻咽喉头颈外科临床医生必须高度重视，以免导致儿童呼吸困难、发生窒息、缺氧、死亡的危险。

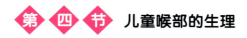 **第 四 节 儿童喉部的生理**

喉具有重要的生理功能，呼吸道最狭窄的部位也位于喉的声门处。喉的主要功能表现在以下四个方面：

（1）呼吸功能：喉是呼吸道的重要组成部分，喉的声门裂又是呼吸道的最狭窄处，正常情况下中枢神经系统喉神经控制声带的运动。

（2）发音功能：喉既是人体重要的呼吸器官，也是人体重要的发音器官，人的主要发音位置是在声带，当声带出现病变时发音就会出现嘶哑或发音困难。

（3）保护下呼吸道的功能：当食物、分泌物或异物进入喉腔、下呼吸道时会刺激机体引起反射性的剧烈咳嗽，有可能将异物咳出。

（4）屏气功能：当机体在完成一些特殊的生理功能时，如咳嗽、排便、分娩等，声带内收，声门紧闭，可以增加胸腔和腹腔的压力。

第五章　儿童气管、支气管的解剖生理

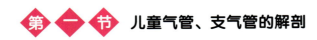 儿童气管、支气管的解剖

气管始于喉部的环状软骨下缘，通过胸腔入口进入纵隔，在第五胸椎上缘分为左右支气管，左右支气管经第二级、第三级支气管到肺，由12~20个不完整的气管软骨环构成部分气管的壁并维持气管腔的管径。气管软骨环后壁缺如，由平滑肌及横纵纤维组织封闭而成。气管的后壁与食管的前壁相连。

一、儿童及成人气管长度比较

儿童的喉、气管、支气管均处在不同的发育阶段，与成人比较其长度和宽度都有一定的差异（表1-5-1）。了解儿童气管、支气管的长度对硬质气管镜探查、儿童气管、支气管异物取出时选择合适的镜子均有一定的指导意义。

表1-5-1　儿童及成人气管长度、前后径、横径比较

单位：毫米

年龄	气管长度	前后径	横径
1 月	40	4	6
3 月	42	5	6.5
5 月	43	5.5	7
1 岁	45	7	8
3 岁	50	8	9
5 岁	53	8.5	9.5
7 岁	60	9	10
12 岁	65	10	11
成人 (男)	103	15	16.6
成人 (女)	97	12.6	13.5

注：表格数据摘自《耳鼻咽喉头颈外科学》第七版。

二、气管解剖

（1）颈段气管：其在胸骨上窝以上，有7~8个气管环，位于颈前正中部，称为颈段气管。气管切开处在颈段气管2~3环或3~4环。

（2）胸段气管：其在胸骨上窝以下，位于胸部纵隔，称为胸段气管。颈部气管位置较浅，胸部位置较深，气管在第五胸椎上缘水平分为左右两侧支气管，分别进入两侧肺门，继续分支为树枝状。如图1-5-1所示，气管自上而下的分支顺序为：主支气管入左右肺，称一级支气管；肺叶支气管：右侧分为3支，左侧分为2支，分别进入肺叶，称为二级支气管；肺段支气管：如各肺段，称三级支气管。左右肺各有10个肺段，再继续分支，最终以呼吸性细支气管通入肺泡管和肺泡。

（3）气管隆嵴：在气管的下端可见一矢状脊突，在此处气管分为左右支气管，是气管镜检查的重要解剖标志。

（4）右侧支气管的解剖形态：右侧支气管较粗短，长2.5~3厘米，与气管纵的延长线成20~25°角，走形较陡直。右侧支气管向下分出上、中、下三个肺叶支气管。

（5）左侧支气管的解剖形态：其较右侧支气管细长，长约5厘米，与气管纵的延长线成45°角，走形较右侧支气管水平。左侧支气管向下分出上、下两个肺叶支气管。

这就是临床上气管异物容易发生在右侧支气管的解剖原因。

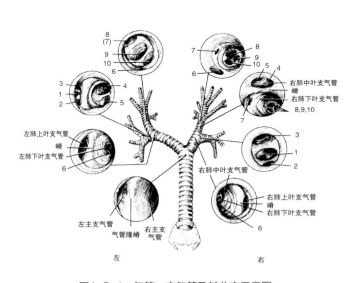

左侧：
1. 左肺上叶尖后段支；
2. 左肺上叶尖下段支；
3. 左肺上叶前段支；
4. 左肺上叶上舌段支；
5. 左肺上叶下舌段支；
6. 左肺下叶上段支；
7. 左肺下叶内侧底段支；
8. 左肺下叶前底段支；
9. 左肺下叶外侧底段支；
10. 左侧肺下叶后底段支。

右侧：
1. 右肺上叶尖段支；
2. 右肺上叶后段支；
3. 右肺上叶前段支；
4. 右肺中叶外侧段支；
5. 右肺中叶内侧段支；
6. 右肺下叶上段支；
7. 右肺下叶内侧底段支；
8. 右肺下叶前底段支；
9. 右肺下叶外侧底段支；
10. 右肺下叶后底段支。

图1-5-1 气管、支气管及其分支示意图

（6）气管的血液供应：主要来源于甲状腺下动脉，在颈部前面形成丰富的血管网。在锁骨上窝水平，气管前面与无名动脉和左无名动脉邻近，在行气管切开时如位置过低，气管导管弯曲不合适，或伤口严重感染累及上述血管时，可发生严重的大出血。

第 二 节　儿童气管、支气管的生理

气管、支气管是人体的呼吸气管，有着非常重要的生理功能，主要表现在以下几个方面：

（1）通气功能：气管、支气管是人体重要的呼吸器官，也是人体吸入氧气、呼出二氧化碳，进行气体交换的唯一通道。如果气管、支气管的通气功能受阻，人体将发生不同程度的缺氧和呼吸困难，严重阻塞或完全阻塞时人体将发生窒息甚至死亡等严重后果。

（2）呼吸调节功能：吸气时肺及支气管扩张，气体通过气管、支气管将进入肺，当气量达到一定容积时，引起气管、支气管平滑肌感受器兴奋，神经冲动由迷走神经传入纤维再传至延髓呼吸中枢，抑制吸气中枢，使吸气停止，转为呼气。

（3）清洁功能：气管、支气管黏膜上皮中含有纤毛，纤毛有节律地摆动可以将吸入空气中的尘埃、细菌排出体外，发挥人体自洁的功能。纤毛对人体的清洁功能以及对维持人体呼吸道的正常功能非常重要。当人体呼吸道感染，气管、支气管黏膜充血、肿胀时将会阻碍呼吸道纤毛的摆动，影响呼吸道分泌物的排除。

（4）防御性咳嗽：气管、支气管黏膜下富含迷走神经，当气管、支气管受到机械或化学性刺激时，可引起机体发生咳嗽反射，排出进入气管、支气管的异物或分泌物。

（5）免疫功能：其包括非特异和特异性免疫功能。呼吸道含有各种参与体液免疫的球蛋白，主要包括IgA、IgG、IgE、IgM,其中IgA最多。

由于儿童气管、支气管具备如此重要的功能，喉、气管、支气管又是儿童呼吸道异物发生的常见部位，所以儿童发生气管、支气管异物是耳鼻咽喉头颈外科的危重急症，需要积极对待，及时处理，否则患儿将有生命危险。

第六章　儿童食管的解剖生理

　　食管为人体重要的消化道器官，为肌性扁平管状器官，是消化道各段中最狭窄的部分。其长度因年龄而各异，新生儿食管长8~10厘米，1岁儿童食管长11~12厘米，5岁儿童食管长15~16厘米，10岁儿童食管长17~18厘米，15岁儿童食管长19~20厘米，成人的食管长24~25厘米。儿童食管的解剖结构和生理特点与成人有很大的差别。

　　成人食管上端起始于第六颈椎水平，下端在第十或十一胸椎水平与胃喷门连接。

　　初生婴儿食管上端较高，相当于第四或第五颈椎水平处，下界约相当于第九胸椎水平处，随着年龄增长食管位置下降。按食管的行程可分为食管颈段、食管胸段、食管腹段。食管前方与气管比邻，两侧为迷走神经和颈动脉鞘。食管异物是儿童的常见意外，在儿童耳鼻咽喉头颈外科临床上发病率较高，严重影响儿童的身体健康，加之儿童食管的自身特点，故儿童食管异物发生后有一定的危险，在临床上属危重急症。由于儿童言语发育和智力发育不完善，当食管异物发生后儿童不会表述，家长不知晓，异物较长时间停留在食管，导致严重并发症。家长朋友一定要预防儿童食管异物的发生，一旦发生或怀疑儿童有食管异物的可能，家长一定要高度重视，及时就医，将危险和风险降到最低，确保儿童的身体健康和生命安全，防止并发症的发生。

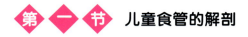

第一节　儿童食管的解剖

　　食管(esophagus)，在环状软骨下缘，相当于第六颈椎水平、喉咽下端；食管入口在距门齿14~15厘米处。食管是重要的消化道通道，全长共有4个生理性狭窄，是异物容易停留的部位。儿童的食道与成人不同，由于生理、心理等原因，在临床上较成人更容易发生食管异物，了解儿童食管的解剖及儿童食管的几个生理性狭窄，对诊断和治疗儿童食管异物意外伤害有一定的帮助。

　　（1）食管的第一个狭窄：其位于食管的起始部，由环咽肌收缩而致。食管第一狭窄是4个生理狭窄中的最狭窄处，也是儿童食管异物最常发生的部位。90%以上的食管异物发生在食管第一狭窄处，临床上儿童耳鼻咽喉头颈外科医师一定要加以注意。

（2）食管的第二个狭窄：其位于第四胸椎平面，为主动脉弓压迫食管左侧壁所致。有的患儿在食管镜检查时看见拨动。

（3）食管的第三个狭窄：其位于第五胸椎平面，为左支气管压迫食管前壁所致。

（4）食管的第四个狭窄：相当于第十胸椎平面，为食管穿过横膈所致。

（5）食管壁的厚度：食管为肌性器官，厚3~4毫米，从内到外分为4层，由黏膜层、黏膜下层、肌层、外膜层组成。由于食管壁厚3~4毫米，较薄，尖锐异物容易刺破食管壁，导致发生食管穿孔，临床上一定要注意。

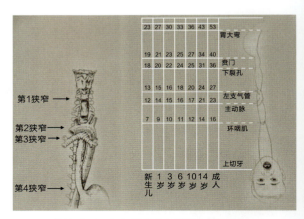

图1-6-1　各年龄段的食管长度（厘米）

第二节　儿童食管的生理

（1）输送食物的通道：食管的主要生理功能是输送食物，将食物送入胃内。食管入口平时呈关闭状态，当食物团或液体到达咽喉部时引起吞咽反射，使环咽肌一过性松弛，食管入口才开放，让食物进入胃内。

（2）分泌功能：食管壁的黏膜下层含有黏液腺，可分泌黏液，起到润滑、保护食管的作用。在食管下段黏液腺较为丰富，可分泌更多的黏液以保护食管黏膜免受反流胃液的刺激和损害。

第七章 儿童耳鼻咽喉头颈意外伤害的特殊性及原因

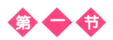 儿童耳鼻咽喉头颈意外伤害的特殊性

儿童耳鼻咽喉头颈外科疾病相较于成人耳鼻咽喉头颈外科疾病有其特殊性，在成人很少发生，且不具危险和隐患的疾病或意外，在儿童却经常发生，且危害极大。为此，要求儿童耳鼻咽喉头颈外科医生不但要熟悉耳鼻咽喉头颈外科相关知识，还要熟悉有关儿童生长发育的特点及儿科学的基础知识，同时要求耳鼻咽喉头颈外科医生在儿童耳鼻咽喉头颈外科疾病及意外伤害的诊断上应具备全局观点，不要将疾病孤立对待，否则可能导致误诊、漏诊。

儿童耳鼻咽喉头颈意外伤害有着极强的特殊性，因为就儿童耳鼻咽喉头颈外科学科而言，耳、鼻、咽、喉、气管、食管等均为开放的器官，同时又是腔隙性器官，孔小、洞深、视野窄，不易窥见，检查时又常常需要借助特殊的仪器设备进行深度的检查，特别是耳部、鼻腔、咽喉、气管、食管既是开放暴露的器官，又不能直接窥见。由于耳、鼻、咽喉器官解剖位置的特殊性，成为儿童耳鼻咽喉头颈外科异物意外伤害容易发生、频繁发生的解剖学基础，是儿童耳鼻咽喉头颈意外伤害较其他部位的意外伤害事件发病率高得多的原因所在。有些意外事件成人是根本不可能发生的，但在儿童耳鼻咽喉头颈外科领域却频繁发生，例如常见的儿童气管异物、食管异物、鼻腔异物、外耳道异物。另外，儿童的咽喉部烫伤、化学伤、鼻面部跌伤等意外也频频发生，除与儿童的年龄有关外，更主要与耳鼻咽喉头颈外科器官本身所在位置的特殊性有明显的相关性。作为耳鼻咽喉头颈外科医生更应重视儿童的耳、鼻、咽、喉特点，了解耳鼻咽喉头颈外科器官的特殊性，了解儿童发病后症状不典型、部位隐匿、不易窥见和患儿检查时不配合的原因。部分儿童在发生意外伤害后得不到及时确诊，导致延迟诊断和治疗，给儿童的身心带来很大的伤害，给患儿家庭带来极大的痛苦。在临床工作中要了解儿童耳鼻咽喉头颈外科发病的特殊性、儿童耳鼻咽喉头颈外科器官的生理特点，尽可能减少误诊，延迟诊断。

由于儿童耳鼻咽喉头颈外科疾病和意外伤害的特殊性以及专业之间的交叉，儿

童耳鼻咽喉头颈外科疾病的症状和体征与其他内科疾病有相似的临床表现，发病后家长常常忽视了耳鼻咽喉头颈外科本身的疾病，就诊于其他的儿童内科科室，其中，以儿童呼吸内科、消化内科和中医科为多见。例如儿童呼吸道异物发生后，可出现咳嗽、吼喘、呼吸困难的症状，时间长了继发肺部感染，还可出现发热症状，而儿童上呼吸道感染后也可出现咳嗽、发热等症状，家长们常常首先就诊于呼吸内科，往往被诊断为支气管肺炎、哮喘或社区获得性肺炎、支气管炎等。当治疗效果不好，经久不愈，并发发热又就医于血液内科的情况也时有发生，或又转辗到中医科，最后转到耳鼻咽喉头颈外科得以确诊。又例如: 儿童发生食管异物，多以进食困难、进食时哭闹或不愿进食为主要症状，家长常常误认为孩子不愿进食是上呼吸道感染、消化不良，而首先就诊于儿童消化内科或中医科。由于儿童的病史不清，或医生询问病史不够详细，常常初诊为消化不良或上呼吸道感染，当久治不愈或其他症状出现时，再到耳鼻咽喉头颈科会诊而被确诊为食管异物。为此，笔者希望儿科医生必须认识到儿科许多疾病的表现与儿童耳鼻咽喉头颈外科疾病有密切的相关性，有些表现为儿科方面的疾病来源于耳鼻咽喉头颈外科。同时，儿童耳鼻咽喉头颈外科医生必须具备儿科学相关专业知识；儿童内科医师必须熟悉儿童耳鼻咽喉头颈外科疾病的特点和发病后的特殊表现。随着现代医学的发展，中医科的医生也需要具备耳鼻咽喉头颈外科的相关知识，了解儿童耳鼻咽喉头颈外科疾病的临床特点和表现，必要时应及时请相关科室会诊，协同诊治。只有学科交叉的疾病和意外伤害的临床表现出现时，在多学科的共同参与诊治下，才不会误诊、漏诊或延迟诊断，才能及时、正确地诊断和治疗。

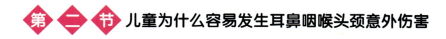

第 二 节 儿童为什么容易发生耳鼻咽喉头颈意外伤害

联合国儿童安全组织对儿童意外伤害调查报告显示，儿童呼吸道异物在儿童意外伤害中占第五位，在本书所统计的儿童耳鼻咽喉意外伤害中占第二位。耳鼻咽喉头颈外科的器官在人体的解剖位置较多是处于暴露的状态，又是开放的器官，如气管、鼻部、耳部、咽喉部、食管均与外界相通，由于解剖位置的特殊性，构成了儿童容易发生耳鼻喉异物意外伤害的解剖学基础，所以儿童容易发生耳鼻咽喉意外伤害。其中常见的是儿童鼻腔异物、儿童外耳道异物、咽喉异物、儿童气管异物、儿童食管异物、儿童喉部外伤、喉狭窄、鼻部外伤、鼻骨骨折、耳部外伤、耳道昆虫异物等。耳鼻咽喉头颈不仅处于暴露部位，而且其功能极为重要，受伤后病情极为严重，常常有生命危险，因此笔者特别提醒家长注意预防儿童喉部、气管、支气管异物的意外发生。教育孩子进食时不要说话，说话时不进食；当孩子进食时不要逗孩子嬉笑，不要打骂孩子使其在进食时哭闹，更不要让孩子在行走、跑跳时进食，这样儿童容易不慎跌倒、误吸、误咽食物致气管异物、食管异物等意外发生。

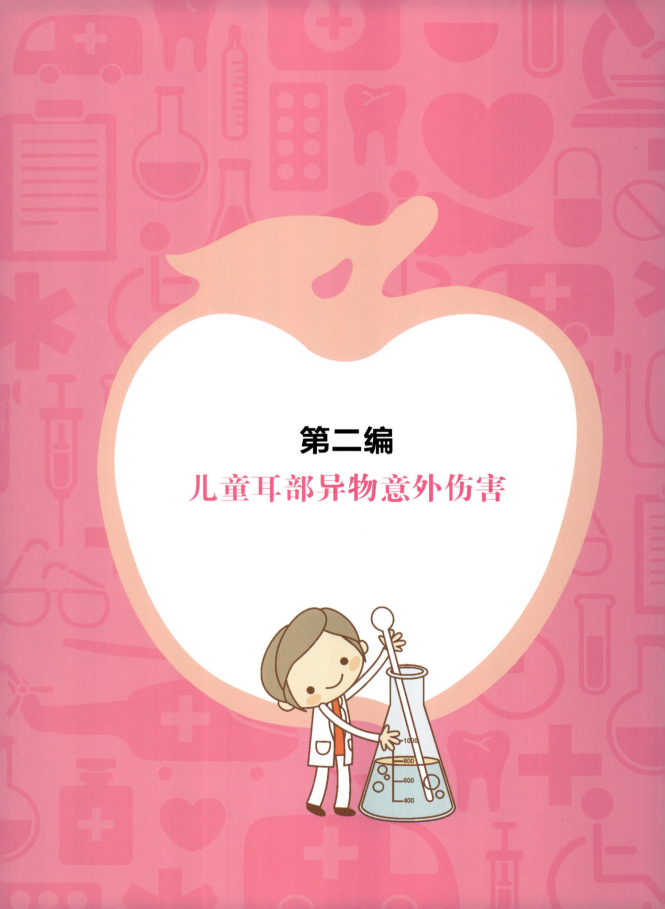

第二编
儿童耳部异物意外伤害

第一章　儿童耳道异物的相关问题

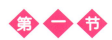 **儿童耳道异物的概述**

儿童耳道异物在临床上是常见的意外伤害，在耳鼻咽喉头颈意外伤害中占第二位，仅次于儿童鼻腔异物。耳道异物与儿童缺乏安全意识有关，也与耳道的外耳道口是开放的有关。

由于外耳道属于腔隙性管道器官，孔小、道深不易窥见，发生耳道异物后如未及时发现，儿童又无准确的表达能力，外耳道异物可能较长时间存在于外耳道不被发现。

由此可见，应定期对儿童的耳部进行体检，及时了解耳部的情况，防止耳部异物意外伤害的发生。

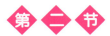 **儿童耳道异物的分类**

儿童的外耳道异物种类繁多，有时甚至难以想象，在临床上有昆虫类的蚊虫、蟑螂等，有儿童玩具类的塑料珠、金属珠、小石头、橡皮擦、玩具橡皮泥等，有豆类的红豆、黄豆、豌豆等。凡是可以进入外耳道的东西都有可能成为儿童外耳道异物。我们将本书中收集到的耳道异物分成以下几类：

（1）昆虫类：蚊虫、蟑螂。

（2）玩具类：塑料珠、玻璃珠、玩具子弹、纽扣电池、小石头等。

（3）豆类异物：红豆、豌豆、绿豆等。

根据儿童耳道异物的种类，不难看出儿童的世界是丰富多彩的，儿童的世界也是充满危险的。除昆虫类异物是自动爬入儿童耳道内处，其余的异物均是儿童在玩耍时自行塞入耳道的。

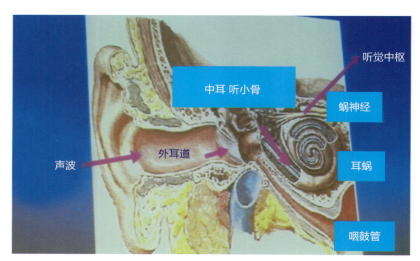

要预防儿童耳道异物的发生，一定要加强对儿童的安全教育和呵护，加强对儿童的监管，并定期对儿童耳鼻咽喉进行常规体检，以便及时发现异物，取出异物，防止儿童耳道异物对儿童耳部造成损伤。

第 三 节 儿童为什么容易发生耳道异物

儿童为什么容易发生外耳道异物？这是家长们非常关心的问题，也是医生们关心的问题。第一，儿童天性好奇，对外界事物的认识有浓厚的兴趣，对事物的危险性认识不足。第二，与人体耳部的解剖有关，外耳道外口是一个对外开放的管道腔隙，当儿童将小的玩具放在耳部玩耍时，就有可能不慎塞入耳道。当异物掉入耳道后，由于儿童的言语发育不成熟，不能准确表述，或患儿将异物塞入耳道后遗忘，家长并不知晓，等到发现听力不佳或学校体检听力筛查未通过时，到医院耳鼻咽喉头颈外科复诊检查时才被发现。

从如下耳道示意图2-1-1可以看出耳道口与外界相通的解剖结构。

图2-1-1　耳部解剖示意图

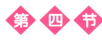 儿童发生耳道异物后的临床表现

外耳道进入异物后一般没有明显的症状，较大的孩子耳道进入异物后能主动告知家长，及时取出，对听力没有太大的影响；年龄较小的儿童耳道进入异物后，一般不知道主动告知家长及时取出，异物在耳道停留的时间过长，出现听力下降或继发耳道感染，可能出现以下临床表现：

（1）耳部不适，频繁挖耳。外耳道较狭小，异物刺激耳道，导致耳道不适，患儿常常有挖耳的表现。

（2）听力下降。由于异物阻塞耳部，导致声音传导受到影响，儿童可能表现为传音性聋。主要表现为一般对话需要重复几遍，或看电视时把声音调得较大等，家长误以为是幼儿注意力不集中。

（3）继发耳部感染。由于异物堵塞外耳道，导致耳道感染，患儿可能表现为耳部疼痛，有分泌物溢出等。有时会闻到孩子耳部有臭味。

一些有耳道异物的孩子临床表现不明显，在做体检时听力筛查未通过，到耳鼻咽喉科做进一步检查时发现问题。外耳道可见异物阻塞，鼓膜不能窥视，异物停留在耳道的时间过长，可能被耵聍覆盖，有时误认为是耵聍。

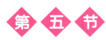 儿童发生耳道异物后应做的检查

儿童发生外耳道异物后，需要怎样检查才能明确诊断呢？这是很多家长非常关心的问题。首先家长们在前面的章节已经了解了外耳道的解剖结构，知道外耳道是一个腔隙性器官，孔小、道深、视野窄，加上儿童对医院的恐惧，检查一般都不配合，有时很难看清耳道，所以需要借助内镜进行检查。那么有哪些具体的常规的检查方法呢？

（1）一般检查。头戴额镜进行耳道的检查。对于位置靠外且较大的异物一般可以发现并诊断。

（2）电耳镜检查。该检查方便、快捷。电耳镜有一定的放大作用，照明较好，可以清楚地发现耳道内的异物。

（3）耳内镜检查。对于一般检查不能发现或贴在鼓膜上的异物，通过耳内镜是可以发现的，同时还可以取出异物。

（4）影像学检查。耳道CT或MRI检查可以提示耳道内有高密度影，以此来协助判断耳内是否有异物。

具体选择哪种方法给儿童进行检查，需要根据儿童的具体情况和就医医院的设备状况做出具体的选择。

请家长朋友们一定要配合医生，接受医生建议和推荐的检查，及时明确诊断，取出异物。

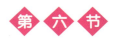 儿童耳道异物的取出方法及麻醉方式的选择

外耳道异物主要发生于儿童，而且以低龄儿童为主。由于儿童生理、心理处于发育阶段，对医疗行为不太配合，加之儿童耳道狭小，所以取出外耳道异物有较大的困难，部分儿童可以在门诊取出，部分儿童在门诊局部麻醉下也不能取出，需要采取进一步的治疗方法。那么外耳道异物在临床上有哪些治疗方法呢？

（1）局部麻醉下外耳道异物取出：适合较大的儿童，他们比较配合，异物位置在外耳道外段。在门诊采取局部麻醉，在额镜窥示下取出异物。

（2）全身麻醉下外耳道异物取出：对不能在门诊取出的耳道异物应采取全身麻醉下取出。

（3）局部麻醉下耳内镜下外耳道异物取出：适用于异物较小的情况。

（4）全身麻醉下耳内镜下外耳道异物取出：适用于患儿不能配合，在局部麻醉下不能取出的较小异物。

（5）全身麻醉外耳道切开取异物术：适用于异物较大，从耳道不能取出的较大的异物。

在临床上常常会遇到一些家长，因担忧治疗风险或副作用，不配合医生，认为

一个细小的耳道异物要让孩子遭受全身麻醉，孩子将来智力会受影响，因而延误治疗，这是非常不理智的。

通过对儿童外耳道异物手术方式和麻醉方式的了解，家长们对儿童外耳道异物的治疗和麻醉方法应该有一个清楚的了解，一旦发生，应该积极配合医生及时诊治处理。

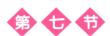 **儿童耳道异物取出可能发生的并发症**

儿童外耳道异物是儿童常见的耳鼻咽喉头颈意外伤害，由于儿童在治疗过程中不配合，容易导致儿童耳部的一些并发症，其常见的并发症有以下几种：

（1）外耳道损伤：在局部麻醉下取出耳道异物时，由于儿童不配合，在取出过程中孩子不停地挣扎晃动，容易导致儿童耳道损伤。

（2）耳道出血：由于儿童在取出耳部异物时不配合，在取出过程中容易出现耳部损伤出血。

（3）外耳道狭窄：儿童耳道异物较大，取出困难，需要行外耳道切开后取出异物，有可能导致外耳道狭窄。

（4）鼓膜穿孔：有的孩子耳道异物伤及鼓膜，或粘贴在鼓膜上，在取出的过程中损伤鼓膜，出现鼓膜穿孔，继发感染，产生耳道流脓等症状。

（5）听力下降：如果异物损伤鼓膜及听骨链，患儿可能听力下降，表现为传音性耳聋。

建议：儿童发生耳道异物时，如果能配合，可在门诊局部麻醉下取出。如果不配合，不要强行取出，以免导致耳部鼓膜损伤等并发症。

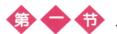

第二章　儿童耳道昆虫类异物

第 一 节　儿童耳道昆虫异物意外伤害概述

　　外耳道是开放性器官，与外界相通，通过鼓膜与中耳相隔。昆虫进入儿童耳道易导致耳道意外伤害。由于家长不知晓，儿童也不会表述，导致异物长时间停留在耳道的事件在生活中时有发生，也是儿童耳鼻咽喉头颈外科临床中常常发生的病案。临床上所见昆虫各异，常以蚊虫、蟑螂居多，特别是在夏季发病率较高。昆虫多在夜晚活动，都有钻洞穴的习性，夜间钻入儿童耳部、鼻部时，由于儿童语言发育不完善，不能准确表述，表现为在夜间突然大声尖叫或哭闹，不停抓耳部，烦躁不安。由于昆虫在耳道内活动，导致耳部阵发性疼痛，所以儿童阵发性哭闹或尖叫时请家长们一定警惕，多加小心。在夏天，一定要为孩子挂蚊帐，尽可能避免昆虫意外进入儿童耳部，导致儿童耳部意外伤害的发生。如果儿童在夜间突然大哭或大声尖叫、阵发性哭闹、抓耳，应及时到医院请耳鼻咽喉头颈外科的专科医师检查，排除耳部昆虫异物发生的可能。

第 二 节　儿童外耳道蚊虫异物病例

　　事发时间：2013年7月3日深夜。

　　事发地点：患儿家中床上。

　　主诉：家长诉患儿耳内进入蚊虫疼痛一天。

　　病情简介：患儿，女，4岁。在深夜睡觉时突然大哭闹，诉耳痛。家长连忙用手电筒照其耳部，发现耳部有一黑色的蚊虫。由于蚊虫在耳内乱串，耳痛呈阵发性加剧，家长急中生智用家中自备的白酒灌入其耳内，几分钟后患儿感耳痛停止，随后停止哭闹，再次入睡。次日，家长带患儿来医院就医，希望取出蚊虫。

专科检查：患儿生命体征正常，耳部无明显充血，左耳道可见黑褐色异物阻塞。

辅助检查：硬性耳内镜发现耳道有一蚊虫异物阻塞。鼓膜未见异常穿孔。蚊虫四肢及翅膀未见活动。

医疗处理：立即取出耳道内蚊虫。

取出方法：由于蚊虫接近鼓膜，取出时患儿不配合，无法取出，改用0.9%生理盐水冲洗，加压冲洗外耳道多次，冲出蚊虫异物。

专家点评

蚊虫偶然飞入儿童耳道纯属意外，家长采取措施，防止蚊虫在孩子耳道内乱飞、乱窜而导致鼓膜穿孔的并发症发生，处理及时、正确。

温馨提示

（1）夏天蚊虫较多，儿童睡觉时建议用蚊帐。

（2）蚊虫意外飞入耳道会在耳道内乱飞、乱串，刺激儿童耳部而导致剧痛，严重时可导致鼓膜穿孔、出血。

（3）及时处理：可将酒精倒入耳道内，同时压耳屏，关闭外耳道，让活体蚊虫缺氧窒息而亡，尽可能避免蚊虫在耳道内活动，导致外耳道及鼓膜损伤，减轻儿童的痛苦，减少并发症。

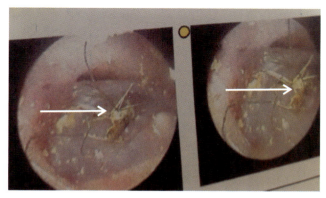 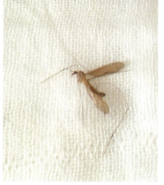

耳内镜示蚊虫

第 三 节 儿童耳道蟑螂异物病例

事发时间：不详。

主诉：右耳疼痛，不适3周。

病情简介：患儿，女，3岁。于3周前称右耳疼痛、痒，喜欢用手去挖耳部，无发烧、流脓、咳嗽、眩晕等症状。到当地一家医院就医，被诊断为中耳炎，给予耳部点药，口服药物治疗，但患儿仍诉耳痛，频繁用手挖耳。无耳部流血、流液，家长再次带孩子去另一家医院就医，仍被诊断为中耳炎，又按中耳炎治疗无效。3周后耳部疼痛仍无好转，于2015年1月3日来笔者诊断室就医求治。

专科检查：生命体征正常，双耳未见流脓，但由于患儿极度不配合，无法对耳道内进行仔细检查。

辅助检查：纤维耳镜检查发现右侧外耳道有异物阻塞，异物性质不能确定。

医疗处理：由于患儿不配合，门诊取出异物困难，进而在全身麻醉醉下取出耳部异物。

取出方法：耳内镜下耳部异物取出。

取出结果：取出异物为褐色蟑螂。

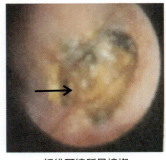 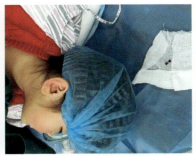 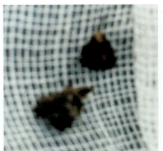

| 纤维耳镜所见蟑螂 | 在手术室全身麻醉下为儿童取出耳道异物 | 取出异物蟑螂 |

专家点评

（1）蟑螂属于夜间活动类昆虫，喜爱钻孔穴，儿童夜间处于深睡眠时，蟑螂爬入耳道不觉，当蟑螂在耳道内活动导致耳部疼痛时孩子才诉耳痛、发痒。

（2）由于儿童的表述能力有限，不能准确表达出耳部有虫在爬行的感觉，所以诊断时易做出中耳炎的诊断。

儿童中耳炎与耳道昆虫异物临床表现的主要鉴别点如下：

● **儿童中耳炎的主要临床症状**

a. 发病前多有上呼吸道感染症状，如发烧、咳嗽、流涕。

b. 患儿持续烦躁、哭闹、不安。

c. 有耳部流脓、耳后红肿等表现。

d. 耳镜检查可见鼓膜充血、肿胀，有边界不清的改变。

e. 实验室检查：血液分析血常规检查有白细胞和中性粒细胞升高或C反应蛋白升高的改变。

● **耳部昆虫异物发生后的临床症状**

a. 发病前无上呼吸道感染症状，如发烧、咳嗽、流涕。

b. 突然发病时表现为突然大声哭闹或惊叫。

c. 无耳部流脓、耳后红肿的等表现。

d. 由于许多昆虫主要是在夜间活动，故昆虫进入耳道导致的耳部疼痛一般发生在深夜。由于昆虫在耳部阵发性活动，当昆虫活动时刺激耳部发生疼痛，昆虫停止活动时儿童耳痛缓解，所以患儿表现为阵发性哭闹或惊叫。

e. 疼痛发生之初一般血常规无明显改变，如昆虫长期停留于耳部会继发感染，后期可有白细胞升高及耳部发臭等改变。

温馨提示

（1）儿童耳道昆虫异物一旦发生危险极大，如及时正确诊断治疗效果较好，如不及时正确处理，昆虫异物可能导致儿童鼓膜穿孔，严重者昆虫钻入中耳，导致更大的危害，影响儿童听力。

（2）家长们由于缺乏这方面的经验，常常误认为是中耳炎，导致诊断和治疗方向错误。

（3）请家长、医生通过以上病例吸取经验,防止儿童耳部昆虫异物的发生,正确鉴别儿童中耳炎和外耳道昆虫异物的症状,正确治疗,将儿童的意外伤害降到最低。

第三章　儿童耳道玩具类异物

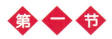 **儿童耳道玩具类异物意外伤害概述**

　　儿童外耳道异物意外伤害中，玩具类异物是最为常见的一类。由于外耳道是开放性器官，外口与外界相通，任何一种体积较小的玩具都有可能成为儿童放入耳道的异物。玩具类异物的种类繁多，塑料珠、衣服上的装饰品、笔帽、橡皮泥等较为常见，由于珠状异物形状特殊、圆滑，常规器械取出难度极大，加上儿童天生对医院、医生的恐惧，极度不配合，导致外耳道异物取出的难度增加，门诊常常多次不能取出，有时需要在全身麻醉状态下取出异物，有时甚至需要切开外耳道才能取出异物。由于多次取异物，易导致外耳道损伤及鼓膜穿孔发生，增加了治疗难度和时间。意外有时是在幼儿园发生的，导致家长对幼儿园埋怨、不满，引发一系列不愉快。看似一个小小的意外，却会引发一连串的问题。对儿童的意外，我们应该重在预防，防患于未然。本章通过典型病例的呈现，告诉年轻的父母们和幼儿园老师们应该怎样去避免类似的意外伤害发生，在发生耳道异物后该怎样去面对和处理。

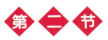 **儿童玩具类异物的种类**

　　儿童天生喜爱玩具，对外界的事物充满好奇，充满强烈的探索意识，对危险和意外却缺乏认识，在玩耍时不慎将异物放入耳道，又不敢说或忘记对老师或家长说，导致异物在耳道长久停留而不被知晓。本书收集到的儿童耳道玩具类异物的种类繁多，有金属珠、塑料珠、玻璃珠、笔芯、笔帽、橡皮擦、橡皮泥、小石头等十余种。

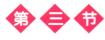 儿童耳道珠状异物病例

事发时间：不详。

主诉：发现患儿听力下降半年，偶然发现耳部异物。

病情简介：患儿，女，6岁。家长发现孩子耳朵听力不好，每次与她说话时患儿都表现出听不清楚的样子，每次都要重复几遍。但患儿无耳痛、耳流脓、发烧等症状，家长未引起重视。偶然一天，家长怀疑是孩子耳部有耳屎阻塞，想为孩子掏出来，结果发现右耳有一颗很大、很硬的耳屎掏不出来，次日到医院就医要求医师为孩子取出耳屎。

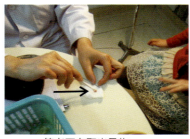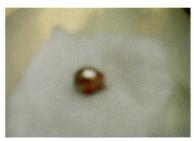

笔者正在取出异物　　　　　　　　　　　取出的异物

专科检查：生命体征正常，患儿对检查配合，双耳外观正常，右耳外耳道可见一灰色异物阻塞，鼓膜窥不见。未见分泌物，用枪状镊夹取时较硬，可闻及金属声。左耳未见异常。

临床诊断：右外耳道异物。

医疗处理：取出耳道异物。

治疗结果：取出的异物是一粒灰色的金属珠，表面光滑，中央空心，大约0.6厘米x0.6厘米大小。

专家点评

孩子的耳部异物取出了，听力恢复正常了，家长的担忧消除了，孩子平安了。但我不知道会不会还有其他的孩子遭受同样的意外，于是我决定记下这样的病例，

告诉其他孩子、老师们、爸爸妈妈们，让他们和我们一起，加入到预防儿童意外伤害的行列中，为孩子的平安一起努力。请告诉孩子们今后不要把小玩具放进耳朵里，如果不小心放进去了，一定及时告诉老师和爸爸妈妈！发现得越早，异物取出就越容易。

如果孩子主动告诉你他发生了意外，请千万不要批评孩子，应该及时带孩到医院去就医治疗，如果你打骂、批评孩子，以后孩子发生意外情况再也不敢告诉你了。

取得孩子对父母、老师的信任是让儿童意外伤害程度降低到最小的好办法。

 儿童外耳道珠状异物病例

事发时间：不详。

主诉：家长发现患儿耳道异物一天。

病情简介：患儿，男，7岁。患儿经常用手挖耳，听力不好，无耳部流脓、发烧、耳痛等症状。家长认为有耳屎阻塞其耳部，将其抱在怀里，为他掏耳屎，结果发现有东西阻塞耳道，恍然大悟。

家长立即带孩子到当地医院就医，未能取出异物，再带孩子到另一家医院就医，仍未取出异物，随后家长又带孩子到笔者的门诊就医求治。

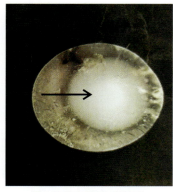
耳内镜检查所示耳道异物

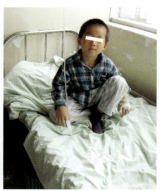
患儿在全身麻醉下取出异物

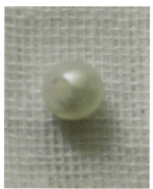
从耳道内取出的异物

专科检查：患儿生命体征正常，检查极不配合，左耳外耳道可见异物阻塞，鼓膜不能窥见，右耳未见异常。

辅助检查：提示左外耳道异物。

临床诊断：左外耳道异物。

医疗处理：

（1）门诊局部麻醉下外耳道异物未取出。

（2）全身麻醉下取出外耳道异物。

由于患儿年龄较大，力气大，极度不配合，且异物较大，位置极深，与外耳道镶嵌较紧，取出困难，建议家长接受全身麻醉取出异物，家长接受医生的建议。

耳道异物为一乳白色塑料珠。

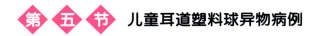 第 五 节 **儿童耳道塑料球异物病例**

事发时间：不详。

主诉：左耳疼痛一天，无发烧、流脓症状。

病情简介：患儿，男，3岁。患儿去上幼儿园时向家长诉左耳疼痛，不愿去上幼儿园。患儿无发烧、耳部流脓，家长立即将患儿送到医院耳鼻咽喉头颈外科就医检查，结果发现有一淡黄色球状异物阻塞耳道，未见分泌物。

辅助检查：硬性耳镜检查提示外耳道异物。

临床诊断：左外耳道异物。

医疗处理：门诊局部麻醉下行左外耳道异物取出术。

取出的异物为淡黄色塑料球两颗，直径大约3毫米。

专家点评

儿童耳道异物是儿童耳鼻咽喉头颈外科常见病例，异物多见塑料球、豆类及小玩具等。该病例的塑料球可能是儿童玩耍玩具时不慎放入耳道所致。儿童未向家长诉说耳道有异物，只告知家长耳部疼痛，家长及时带孩子就医，发现异物并及时取出。

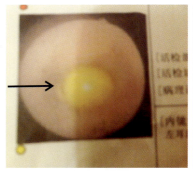
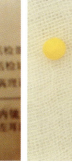

硬性耳内镜示外耳道异物	取出的两粒塑料珠

温馨提示

（1）预防儿童耳道异物应从儿童入幼儿园开始。要加强儿童安全教育，防止儿童意外伤害。

（2）定期做儿童耳部体检以便及时发现异物。

（3）加强与儿童的沟通，鼓励儿童在发生意外时要勇敢地告诉父母、老师。

第六节 儿童耳道橡皮泥异物病例

事发时间：2014年7月14日。

事发地点：幼儿园。

主诉：同学把橡皮泥塞入耳部2小时。

病情简介：患儿，男，3岁。在玩耍玩具时被同桌的同学将橡皮泥塞入耳部，随后不能取出橡皮泥，患儿害怕地大声哭闹。同学告诉老师后，老师也无法将异物取出，随后通知家长，并到医院就医治疗。

专科检查：患儿生命体征正常，但不配合检查，右耳可见异物阻塞，左耳未见明显异常。

辅助检查：纤维耳镜检查，提示右侧外耳道可见异物阻塞。

临床诊断：右侧外耳道异物。

医疗处理：取出耳道异物。

处理难点：由于患儿极度不配合，加上异物已位于外耳道深部，取出困难，建议在全身麻醉下取出异物。

取出异物为一块橡皮泥。

专家点评

（1）儿童外耳道异物常见而多发，1~3岁儿童占相当大的比例。儿童外耳道异物多种多样，任何可以拿在手里玩耍的小件物品都可能成为儿童放入耳道的异物。

（2）该例意外发生在幼儿园，应加强对幼儿园儿童的健康、安全教育，预防儿童意外伤害的发生。

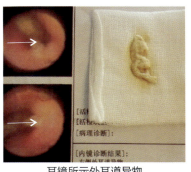
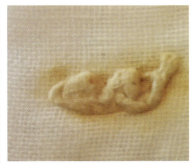

耳镜所示外耳道异物　　　　　　　　取出的橡皮泥

儿童外耳道橡皮胶异物病例

事发时间：不详。

事发地点：幼儿园。

主诉：发现儿童听力下降一月，左耳异物。

病情简介：患儿，男，3岁。家长发现患儿左耳听力下降一月余，不伴耳痛、耳流脓、发烧、咳嗽，未引起重视。家长发现患儿看电视的声音比以前增大，到当地医院就医，行耳声发射检查提示"左耳未通过"，检查发现耳道内有一异物阻塞，但当地医生取出困难，建议转到笔者所在医院就医治疗。

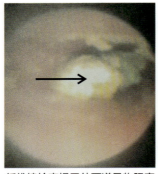 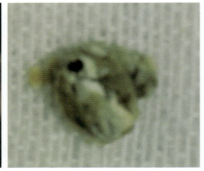

纤维镜检查提示外耳道异物阻塞　　　　　耳道内取出异物

专科检查：生命体征正常，双耳郭未见异常。左侧外耳道可见异物阻塞，异物性质不明，鼓膜不能窥见，未见分泌物。

辅助检查：纤维耳镜检查可见左侧外耳道异物阻塞，未见分泌物。

临床诊断：左侧外耳道异物。

医疗处理：取出左侧外耳道异物。

取出异物为一块橡皮胶。

温馨提示：

加强儿童的安全教育，幼儿园是一个重点环节。幼儿园每学期都应请相关医务人员对老师、孩子、家长进行一次安全教育，让家庭、社会、共同来预防儿童意外伤害。

 **儿童耳道衣服饰品异物病例**

事发时间：2015年3月17日。

事发地点：学校。

主诉：耳道放入玻璃珠异物。

病情简介：患儿，男，7岁。患儿于发病前一天在学校玩耍时不慎将衣服上的装饰物——玻璃珠放入耳道，无法取出，儿童感不适，放学回家后将此事告诉父母。事发当日20点左右立即到医院急诊就医，但未能取出异物。次日再次来笔者的诊断室就医求治。

专科检查：患儿生命体征正常，面容痛苦，右耳到可见淡蓝色异物阻塞，鼓膜窥不见，未见分泌物，左耳未见异常。

辅助诊断：纤维耳镜检查右侧外耳道，可见异物阻塞，鼓膜窥不见。

临床诊断：右侧外耳道异物。

医疗处理：门诊局部麻醉下取出异物或全身麻醉下取出异物。

处理难点：

（1）异物位于患儿外耳道内段，与耳道镶嵌较紧。

（2）患儿极度不配合，在门诊局部麻醉下不能取出，建议在全身麻醉下取出异物。

取出异物为一粒淡蓝色玻璃珠。

专家点评

（1）患儿7岁，上小学一年级，有一定的知识，但缺乏一定的安全意识。

（2）玩耍时将异物放入耳道，导致意外伤害的发生。

（3）由于异物为球形且光滑，与耳道镶嵌较紧，故取出困难。

温馨提示

（1）儿童安全无小事，安全教育从小抓起。

（2）告知儿童哪些行为是危险行为，要坚决制止。

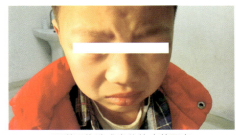
耳道异物造成患儿的痛苦面容

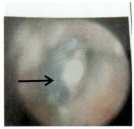
纤维耳镜示异物
（箭头所指淡蓝色块为异物）

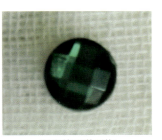
取出的耳道异物

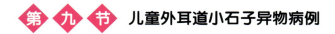

第 九 节 儿童外耳道小石子异物病例

事发时间：2015年3月24日。

主诉：不慎将石子放入耳道。

病情简介： 患儿，男，6岁。患儿发病前一天放学后将一粒石子放入耳部玩耍，不慎掉入耳道不能取出，患儿感耳部疼痛，将此事告知家长，于2015年3月25日上午来到笔者诊断室就医求治。

专科检查：生命体征正常，右耳道可见黑色物阻塞，触之较硬，鼓膜窥不见，左耳未见明显异常。

辅助检查：纤维耳镜检查，提示右外耳道异物。

临床诊断：右外耳道异物。

医疗处理：取出外耳道异物。

处理难点：患儿不配合，且异物较大，取出困难。门诊局部麻醉不能取出，建议在全身麻醉下取出异物。

处理方式：全身麻醉下取出右侧外耳道异物。异物为一粒石子。

专家点评：

（1）一个小小的意外让孩子经历了一次全身麻醉，让一个家庭经历了紧张和担心。

（2）笔者想用这个病例再次唤醒家长在给教育儿童知识的同时，更应该加强儿童的安全教育，不要让无知导致儿童意外的发生。

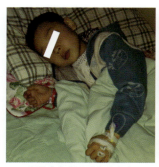
患儿全身麻醉后在病床上

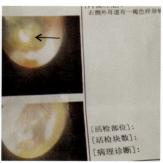
患儿纤维耳镜示耳道异物

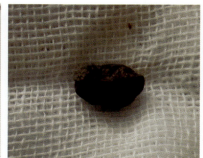
取出石头异物

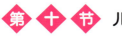 儿童双侧外耳道多个异物病例

事发时间：2015年4月20日。

主诉：偶然发现双耳道异物一天。

病情简介：患儿，男，3岁。家长发现患儿频繁用手指挖耳，无发烧、流脓症状，患儿未呼耳痛，家长未引起重视。随后家长发现患儿听力不敏感，与之交流患儿喜欢反复询问。一天，家长偶然检查患儿耳部，发现有异物阻塞，次日来笔者诊断室就医求治。

专科检查：患儿生命体征正常，双耳郭无畸形，外耳道可见异物阻塞，未见分泌物，鼓膜不能窥见。

辅助检查：耳内镜检查提示双耳道异物阻塞。

临床诊断：双外耳道异物。

医疗处理：立即取出异物。由于患儿及不配合，取出无法完成，建议患儿住院，在全身麻醉下取出异物。

处理方式：全身麻醉状态下耳内镜下取出异物。

术中一共取出7粒塑料珠，右耳4粒，左耳3粒。

专家点评

这例患儿的双耳异物是笔者遇到的第一例，异物有7粒之多，也是笔者遇到的最多的耳道异物病例。

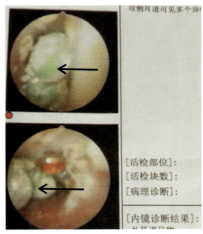

耳内镜示双耳道异物

第四章　儿童耳道豆类异物

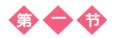 **儿童耳道豆类异物意外伤害概述**

　　儿童不懂世事，天生好奇，年幼无知，在玩耍时不知危险，任何可以拿在手里玩耍的小物件都有可能有意或无意放入外耳道，导致外耳道异物的发生。豆类异物一般以黄豆、绿豆、红豆、豌豆、玉米、谷子等农作物为常见。有时是儿童自己放入耳道，有时是被别的孩子放入耳道导致意外的发生。为了增强家长们对儿童这些意外事件的了解，笔者收录几例儿童外耳道异物的典型病例，望父母们从这些病例中吸取教训，提高对儿童外耳道异物意外伤害事件的认识，引以为戒，加强儿童安全意识，让儿童远离耳部意外伤害，健康成长。

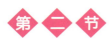 **儿童外耳道红豆异物病例**

　　事发时间：不详 。

　　主诉：听力下降一年，偶然发现右耳道内有红色异物。

　　病情介绍：患儿，男，2岁。父母述很长一段时间（大约一年）在跟孩子讲话时发现孩子听力差，常常一句话家长需要重复几次，孩子常常反问家长："你说什么？我听不清楚。"父母以为是耳屎阻塞，未在意。偶然一天家长自行为孩子查看耳部，准备给孩子挖出耳屎，用电筒一照，结果发现孩子耳道内有一暗红色异物，家长吓坏了，立即带孩子到当地医院就医。医师初步诊断为 "耳道血管瘤"，建议到上级医院就医。次日，父母带孩子到笔者诊断室就医求治。

　　专科检查：生命体征正常，右耳郭未见畸形,右侧外耳道可见一暗红色、光滑、球形的物体阻塞耳道,未见波动，鼓膜不能窥及，未见分泌物。牵拉患儿耳郭、压耳屏无疼痛，乳突区无红肿、压痛。

　　辅助检查：耳内窥镜检查发现红色物阻塞外耳道，似一粒红豆。

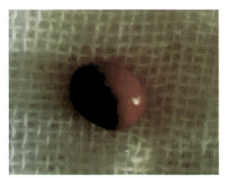

耳道内的红豆，貌似血管瘤

取出异物为一粒红豆，0.3厘米x0.3厘米大小。

专家点评

面对医生从孩子外耳道取出的一粒完整的红豆,家长恍然大悟，难怪孩子一直听力差，每次对孩子讲话总要重复几遍，原来是这粒红豆在作怪，阻塞了耳道，影响了孩子的听力。

孩子外耳道被一粒红豆异物阻塞，听力下降一年多，父母浑然不知！偶然被父母发现，误诊为血管瘤。

温馨提示

（1）小小的外耳道异物带来不小的麻烦，带给家长太多的担忧。

（2）养育孩子须处处多加小心，时时倍加关注，发现情况及时就医。

（3）父母应从此病例中吸取教训，避免儿童意外伤害。

（4）如发现孩子听力下降，应及时到医院就医。

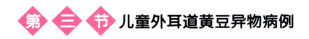 **儿童外耳道黄豆异物病例**

事发时间：不详。

事发地点：不详。

就医时间：多次。

就医地点：多家医院。

主诉：发现患儿听力下降6月余。

病情简介：患儿，男。于6月前出现听力下降，无耳痛、耳流脓，无发烧、咳嗽等症状，未引起重视。家长感患儿听力越来越不好，到当地医院就医，被诊断为右耳"盯聍阻塞"，给予盯聍取出，但盯聍较硬，取出困难，建议给予药物点药治疗软化盯聍后再取出盯聍。随后再次取盯聍，仍感盯聍较硬，未能取出盯聍，随后家长未继续取盯聍。近来又感患儿听力不好，到另一家医院就医，要求取出盯聍，医生再次为患儿取盯聍，未能取出。一天前家长又带孩子去另一家医院，医师为孩检查后认为孩子为右耳外耳道异物，取之较硬，不能取出，建议转上级医院就医，于是家长带孩子前来笔者诊断室就医求治。

专科检查：患儿生命体征正常，双耳郭未见异常，右耳外耳道可见一圆形异物阻塞，未见分泌物，鼓膜窥不见，左耳未见异常，患儿一般言语对话正常。

辅助检查：耳内镜检查提示右耳异物阻塞。

临床诊断：右耳外耳道异物。

医疗处理：取出耳道异物。

取出异物为一粒黄豆。

温馨提示

当发现儿童听力较差时一定要及时到有耳鼻咽喉头颈外科的医院请专科医师检查，及时排除耳道异物。必要时行耳内镜检查，如发现异物应及时取出，以免导致对儿童听力的损害。

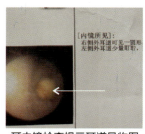

耳内镜检查提示耳道异物图

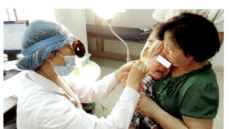

徐幼教授在门诊为孩子取耳道异物图

儿童耳道绿豆异物病例

事发时间：不详。

主诉：发现患儿听力下降3月余，偶然发现异物一天。

病情简介：患儿，男，2岁。于3月前出现听力不好，无耳痛、耳流脓、发烧、咳嗽症状，未引起重视。家长感患儿听力越来越差，看电视时将声音调大，家长认为患儿有耳屎阻塞耳道，想为孩子掏出耳屎，结果发现患儿耳部有异物阻塞，次日家长带孩子前来笔者诊断室就医求治。

专科检查：患儿生命体征正常，双耳郭未见异常，右耳外耳道可见一圆形异物阻塞，未见分泌物，鼓膜窥不见，左耳未见异常，患儿一般言语对话正常。

辅助检查：耳内镜检查提示右耳异物阻塞。

临床诊断：右耳外耳道异物。

医疗处理：取出耳道异物。

处理难点：

（1）由于患儿的耳道异物进入的时间可能较长，滑入外耳道深部，取出困难。

（2）患儿极度不配合，增加取出的难度，建议在全身麻醉下取出异物。

取出异物为一粒绿豆。

温馨提示

豆类成为儿童耳道异物的常见物，应该引起家长的高度重视，认真管理好儿童身边一切可能成为异物的豆类，避免儿童耳道异物的发生。

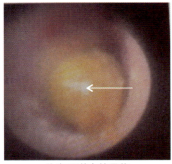

儿童耳道中的异物

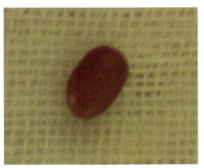

从儿童耳道取出的绿豆

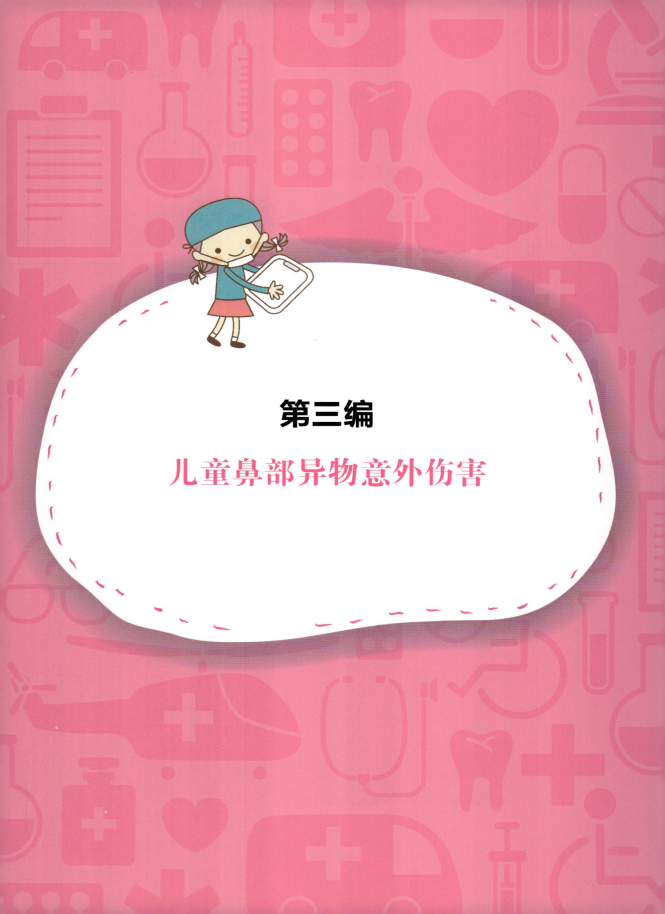

第三编

儿童鼻部异物意外伤害

第一章　儿童鼻腔异物的相关问题

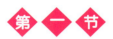 **儿童鼻腔异物意外伤害概述**

　　鼻腔居面部正中，两个前鼻孔与外界相通，是开放的器官。鼻腔异物是儿童意外伤害中最常见而且发病率最高的一类。由于儿童的生理特点，喜欢挖鼻孔，也常常将手中的小玩具或小食品塞入鼻腔，导致鼻腔异物的意外发生。其次，儿童不具备准确表达问题的能力，常常将异物塞入鼻腔后又遗忘，加之家长忙于工作，疏于对孩子的看护和观察，不知道孩子的鼻腔已塞入异物。当孩子出现鼻塞、流脓涕，或因鼻塞导致睡眠打鼾，严重时鼻腔出血，甚至鼻腔发臭时才引起关注和重视，迫不得已带孩子去医院就医。由于儿童对检查的不配合和恐惧，使得检查不能很好地完成，有的家长担心儿童受检查之苦而拒绝检查，仅凭一般检查，医生常常做出鼻炎、鼻窦炎、过敏性鼻炎的诊断。由于异物未取出，儿童鼻塞、流脓涕的症状得不到改善，部分家长又带儿童转为中医治疗。因为中医有"肺开窍于鼻"的理论，又为孩子做出"肺热"等诊断。鼻腔异物未取出，任何治疗都是徒劳。经西医、中医多次就医治疗无效，最后又到耳鼻咽喉头颈外科才被确诊为鼻腔异物。

　　在本书中，有多例儿童的鼻腔异物时间长达3个月或半年之久，给儿童的身体健康带来不良影响，给家庭带来不必要的麻烦及经济负担，导致有限的医疗资源的浪费。有些腐蚀性的异物，如纽扣电池，由于停留在鼻腔的时间过长，导致儿童鼻中隔穿孔，鼻腔粘连、嗅觉丧失等并发症，对鼻腔功能造成不良的影响。本书将呈现一系列典型的儿童鼻腔异物意外伤害的病例，以提高家长朋友、老师及同仁对儿童鼻腔异物的关注度，提高对儿童鼻腔异物第一时间诊断的准确率，减少儿童鼻腔异物的误诊、漏诊或延迟诊断，降低儿童鼻腔异物并发症，为儿童的鼻部健康保驾护航。

第二节 儿童鼻腔异物的分类

儿童对外界事物的认识是通过眼看、耳听、手触摸，还有用鼻去嗅。儿童对外界的事物有浓厚兴趣，同时又对事物的认知程度较低，由此导致儿童鼻腔异物的频繁发生。有些在常人看来不可能的东西，也易被儿童塞入鼻腔成为阻塞儿童鼻腔的异物。儿童鼻腔异物的种类繁多，本书所涉及的儿童鼻腔异物的种类多达30余种，我们大致将异物分为五类。

一、儿童鼻腔豆类样异物

儿童鼻腔豆类异物包括：胡豆、豌豆、胡豆仁、花生仁、核桃、松子、花生壳、玉米。

二、儿童鼻腔玩具类异物

儿童鼻腔玩具类异物包括：衣服饰品、纽扣、玻璃珠、塑料块、塑料珠、玩具橡胶轮胎、毛线球、橡皮擦、塑料花、金属螺丝、塑料玩具钉、装饰腊梅花、手机饰品等。

三、儿童鼻腔植物类异物

儿童鼻腔植物类异物包括：树叶、花籽、红海椒。

四、儿童鼻腔废弃物类异物

儿童鼻腔废弃物类异物包括：糖纸、卫生纸、塑料泡沫、碎木渣、纤维球、废纸团、塑料块、锡箔纸等。

五、儿童鼻腔腐蚀性异物及药物

儿童鼻腔腐蚀性异物及药物包括：纽扣电池及腐蚀性药物。

通过了解儿童鼻腔异物的分类，请家长们在监护和看管孩子时，注意儿童玩耍的小件物品及玩具，儿童玩耍时一定要在监护人的监护下玩耍，对可能成为鼻腔、耳部、咽喉异物的小物件要妥善保管好，避免儿童接触，更不能让儿童独自玩耍。特别注意，家中若有强烈腐蚀性的纽扣电池或腐蚀性的药物等更需要特别保管好，不能随意丢弃，更不能让儿童随意接触，从源头上确保儿童远离意外伤害。

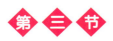 **儿童为什么容易发生鼻腔异物**

儿童为什么容易发生鼻腔异物? 这是一个值得深思的问题，要了解这个问题，应该从儿童的行为、生理特点说起。儿童喜欢挖鼻孔，也喜欢探查小孔穴，来了解世界、感知事物。

鼻腔位于面部中央，鼻腔向前开放的两个开口叫前鼻孔，与外界相通，借鼻后孔与鼻咽部相通。由于前鼻孔向外开放，成为儿童将异物放入鼻腔的解剖学基础之一。

同时，由于口腔与鼻腔相邻，儿童认为可以把东西放入口腔，也可以放入鼻腔。这也是儿童容易发生鼻腔异物的解剖学基础之一。

有时儿童在自行进食时,不能分辨是把食物放入口腔还是鼻腔，这也是导致儿童容易发生鼻腔异物的原因之一。

总之，儿童鼻腔异物是儿童耳鼻咽喉头颈外科临床上常见的意外伤害，由儿童生理、心理、解剖学、环境种种原因导致。我们可以做到的是尽可能减少环境因素所致。家长对儿童意外伤害的预防应该从抓安全教育开始，告知儿童什么可以做，什么不可以做，反复教育，培养儿童的安全意识，让儿童懂得什么是安全，什么是危险，什么可做而什么不可做;同时，家长应该加强对儿童的呵护和监管，尽可能排除一切可能导致儿童意外伤害的外界因素，为儿童的成长营造一个温馨而又安全的环境，防止或减少儿童意外伤害的发生。

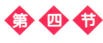 **儿童发生鼻腔异物后的临床表现**

儿童一旦发生鼻腔异物，哪些症状可以提示家长孩子可能发生了鼻腔异物呢?这是家长们普遍关心的问题，更是家长们应该注意的问题。下面我们就儿童发生鼻腔异物后可能出现的主要症状和异常表现作简要的介绍。

一、鼻塞 、呼吸不畅

呼吸功能是鼻腔的重要生理功能之一，当鼻腔进入异物，鼻道被异物阻塞后，最早表现出的是鼻塞、呼吸不畅。儿童可表现为鼻阻、张口呼吸、打鼾等。

二、流清涕或脓涕

因为鼻腔黏膜受到异物的刺激，导致血管扩张，血管通透性增高，出现鼻腔分泌物增多，早期表现为流清涕，异物停留在鼻腔的时间过久，继发鼻腔感染，后期可表现为流脓涕。然而这些症状常常被误诊为慢性鼻炎、鼻窦炎而久治不愈。

三、鼻痒、打喷嚏

鼻腔受到异物的刺激，特别是刺激性较强的异物，患儿表现为频频地打喷嚏、鼻痒流清水样涕等症状，在临床上常常容易误诊为过敏性鼻炎而久治不愈。

四、鼻腔臭味

鼻腔是一个狭小的腔隙性器官，异物阻塞后导致分泌物潴留致通气不畅，异物在鼻腔里腐烂、变质而出现异味。

五、嗅觉减退、嗅觉障碍

由于异物阻塞鼻腔，特别是异物较深，长期停留在鼻腔嗅裂处，压迫嗅区黏膜，导致嗅区黏膜充血、肿胀，短时间可致嗅觉减退，长时间可导致嗅区黏膜萎缩，嗅觉障碍。

六、鼻腔反复出血或鼻涕带血

由于异物阻塞鼻腔，继发感染，导致鼻腔黏膜充血、肿胀，而后继发鼻出血。有的家长因儿童鼻出血担心是白血病而就医，却发现是异物所致。

七、睡眠打鼾、张口呼吸

由于异物阻塞鼻腔，儿童不能经鼻腔呼吸，只能张口呼吸，睡眠时出现打鼾等异常表现。

八、发烧、咳嗽等其他症状

由于鼻腔异物继发感染，儿童可表现为发烧。由于异物阻塞鼻腔，分泌物流向鼻咽部、咽部从而导致儿童咳嗽久治不愈。

九、频繁的挖鼻腔

由于异物对鼻腔的刺激，孩子会感到鼻腔不适，但又无法向家长表述清楚，只能用手不停地挖鼻腔，儿童频繁挖鼻腔家长要重视。

温馨提示

（1）如果孩子有上述表现和症状，一定及时就医，排除儿童鼻腔异物的可能。

（2）特别是对儿童单侧鼻阻、流脓涕、鼻腔发臭久治不愈者更要行相关检查。

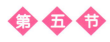 儿童发生鼻腔异物后的危害

儿童鼻腔异物是儿童常见的意外伤害，好发于1.5~5岁的儿童。儿童一旦发生鼻腔异物是比较危险的，由于儿童发生鼻腔异物后受言语发育的限制，不能正确地向家长表述异物进入鼻腔，且儿童鼻腔狭小，检查不配合，异物隐匿不易发现。异物长时间在鼻腔停留，会导致儿童一系列的鼻腔生理的改变，若异物继发感染，则导致鼻炎、鼻窦炎、鼻塞、嗅觉减退、鼻腔纤毛功能紊乱等一系列病理生理改变。鼻腔是人体的重要的呼吸器官，又是呼吸道的门户，鼻腔的生理功能受到破坏，会导致一系列的病理生理改变。由于异物阻塞鼻腔，导致儿童鼻腔通气受阻，影响儿童睡眠，导致张口呼吸、面部畸形，给儿童的生长发育带来不良影响。

综上所述，儿童鼻腔异物一旦发生将对儿童造成极大的危害，请家长们一定要高度重视儿童鼻腔异物的预防。一旦发现鼻腔有异常的症状出现应及时就医。如果被诊断为鼻炎、鼻窦炎后久治不愈，一定要及时到有儿童耳鼻咽喉头颈外科的医院就医治疗，及时明确诊断，必要时行纤维鼻咽喉镜检查，排除儿童鼻腔异物，以免带来更大的危害。

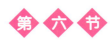 儿童发生鼻腔异物后需要做的检查

儿童一旦发生鼻腔异物，需要及时检查以明确诊断，尽快取出异物，以免造成严重的并发症。那么儿童发生鼻腔异物后需要做哪些检查呢？这是家长朋友们非常关心的。由于儿童鼻腔狭窄，加上儿童对检查的恐惧和检查不配合，或由于异物位置深在，异物隐匿，不易发现，临床上常常需要借助一些特殊的仪器设备进行检查方能确诊。

一、前鼻镜检查

前鼻镜检查是耳鼻咽喉头颈外科临床常用的检查，就是我们常见的窥鼻器的检查。它通过扩开鼻前孔检查鼻腔，可以发现位于鼻腔前部的异物。

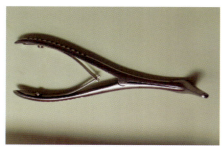

前鼻镜（又叫窥鼻器）

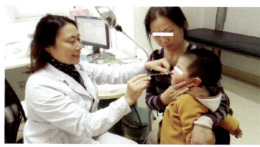

笔者用前鼻镜为儿童取异物

二、儿童纤维鼻咽镜或电子鼻咽镜检查

当异物位置深在，靠近鼻腔后部，前鼻镜检查不能发现异物，但临床上又高度怀疑鼻腔异物的可能时，可采用儿童纤维鼻咽镜检查或电子鼻咽镜检查，电子鼻咽镜可以伸入到鼻腔、鼻道、鼻咽部等部位，可发现位于鼻腔中后部及鼻道的异物。

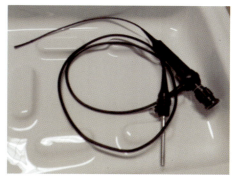

纤维鼻咽镜

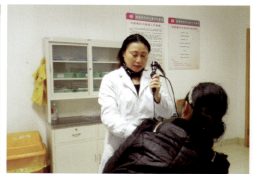

笔者用纤维鼻咽镜为儿童检查鼻腔异物

三、硬性鼻内镜检查

硬性鼻内镜与纤维鼻咽镜检查具同样的作用，临床上常用的硬性鼻内镜有0°、30°、70°镜，常用于检查的为0°鼻内镜。由于硬性鼻内镜不能转弯，对检查不配合的儿童容易损伤鼻腔，临床上较少用于检查。

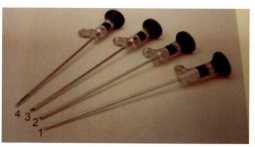

金属硬质鼻内镜

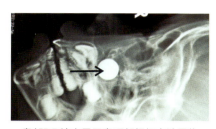

鼻部DR检查显示鼻咽部纽扣电池异物

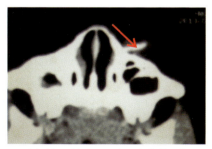

鼻部的CT检查显示鼻面部竹签异物

四、鼻咽正侧位X片

没有纤维鼻咽镜检查的医院可以选择鼻咽正侧位X片进行检查，但对于不显影的异物有时不能发现。

左图为鼻咽侧位DR片，提示鼻咽部异物。

五、鼻腔鼻窦的CT检查

鼻腔鼻窦的CT检查是耳鼻咽喉头颈外科临床上常用的检查，它可以了解鼻腔异物的位置及大小、形状，有助于诊断、治疗。

左图所示为鼻窦CT检查，提示上颌骨异物。

检查需要互补，没有一种检查是十全十美的。在临床上具体做哪种检查，医生需要根据儿童当时的情况和异物的性质来合理选用，同时需要结合医院现有的检查设备来进行合理的选择。

在此提醒家长朋友们，当医生怀疑儿童鼻腔有异物的可能时，请一定配合医生进行相关检查，避免异物遗漏，导致误诊或延迟诊断。

第   节 儿童鼻腔异物常用的取出方法

临床上常用的鼻腔异物的取出方法有以下几种：

方法一：局部麻醉下前鼻镜下鼻腔异物取出术。

适应证：适用于鼻腔异物时间短，异物位于鼻腔前部，配合度较好的儿童。

方法二：局部麻醉下鼻内镜下鼻腔异物取出术。

适应证：适用于鼻腔异物时间短，异物位于鼻腔后部，年龄较大，鼻腔宽敞，配合度较好的儿童。

方法三：全身麻醉下鼻内镜下鼻腔异物取出术。

适应证：适用于鼻腔异物时间长，异物位于鼻腔后部或鼻咽部，前鼻镜无法取出，配合度较差的儿童。

方法四：鼻侧切开鼻腔异物取出术。

适应证：主要适应于异物极大，不能进入前鼻孔取出的异物，可采取从鼻侧切开鼻腔取出异物。

在临床上取出鼻腔异物的方法有多种，具体采取哪种方法，要视患儿鼻腔异物的具体位置、年龄、配合情况以及医院所具备的技术设备、医生所具有的技术条件而定。

但临床上一般常用第一种方法，绝大部分儿童的鼻腔异物可以取出。

如果异物多次反复未能取出，被推向鼻腔后部，就需要在全身麻醉下行鼻内镜下取出。

第二章　儿童鼻腔豆类异物

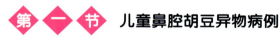

儿童鼻腔胡豆异物病例

事发时间：不详。

主诉：左鼻腔流脓、鼻阻6个月，鼻腔发臭、咳嗽3个月。

病情简介：患儿，男，4岁。家长诉无明显诱因患儿出现鼻阻、流涕，无发烧、咳嗽症状，未予以重视。之后鼻阻逐渐加重，流脓涕，伴咳嗽。孩子每天不停用手指挖鼻孔。家长认为是感冒，带孩子到医院就医，被诊断为鼻炎。按鼻炎治疗无效，家长又带孩子去多家医院就医，仍被诊断为鼻炎，给予鼻腔滴药、口服药物、雾化等治疗，但治疗效果仍不明显。三周前家长闻到儿童鼻腔严重发臭，中医诊断为"肺热"，服中药治疗一个月，鼻阻、流脓、鼻腔发臭仍未好转。孩子每天看到中药就哭，对妈妈说："我不吃药，我不吃药！"孩子一声声的呼喊让患儿的母亲再次踏上求医之路，最终来到笔者所在医院就医求治。

追问病史：家长未提供患儿有鼻腔异物的病史，无鼻炎、哮喘、荨麻疹等病史。

专科检查：患儿神志清楚，精神差，表情痛苦，张口呼吸状；检查配合，右鼻腔可闻及严重的异味，左侧鼻腔可见较多脓性分泌物及脓性痂块阻塞，取出鼻腔脓痂，发现一暗红色异物阻塞其中。

辅助检查：纤维鼻咽镜检查，右侧鼻腔中部可见一异物阻塞，表面附有脓性分泌物。

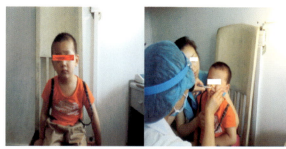
鼻腔异物致咳嗽6月余

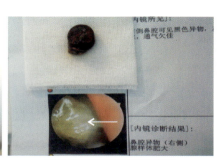
脓痂附着在异物胡豆的表面

临床诊断：右鼻腔异物伴鼻部感染。

医疗处理：取出右鼻腔异物。异物为一粒完整的胡豆，颜色呈黑褐色。胡豆高度膨胀，体积增大，约1.5厘米x1.5厘米大小。

专家点评

（1）鼻腔异物是儿童特别是学龄前儿童常见的意外。

（2）该典型病例主要是家长未提供明确的病史，导致诊断延误。

（3）就医科室错误，导致延迟诊断。

（4）病史在诊治过程中较为重要。

（5）对于儿童，特别是学龄儿童，单侧鼻阻、流脓涕按鼻炎治疗后无好转，鼻腔出现异味时要高度警惕鼻腔异物的可能。

（6）对于久治不愈的鼻炎，家长应该及时带孩子到有儿童耳鼻咽喉头颈外科的医院就医，尽快明确诊断，正确治疗。

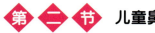 **儿童鼻腔黄豆异物病例**

事发时间：2014年7月9日。

主诉：家长怀疑患儿鼻腔进入异物5小时。

病情简介：患儿，男，1岁。独自手拿着黄豆玩耍，家长忙于做生意，未在意。随后患儿打喷嚏并频繁用手指挖鼻孔。家长忙完后家长见患儿仍鼻阻、打喷嚏，无发烧、流涕，家长想起上午孩子手里拿着黄豆在独自玩耍，怀疑其把黄豆塞入鼻腔，连忙把患儿抱在怀里检查鼻孔，发现鼻腔被一黄色的东西阻塞，立即到医院就医求治。

专科检查：患儿一般情况良好，生命体征正常，前鼻镜检查发现右侧鼻腔中部有黄色异物阻塞。

辅助检查：纤维鼻咽镜检查发现右侧鼻腔中部有黄色物阻塞，提示鼻腔异物可能。

临床诊断：右侧鼻腔异物。

医疗处理：取出右鼻腔异物。异物为一粒完整的黄豆，已严重肿胀，体积增大。

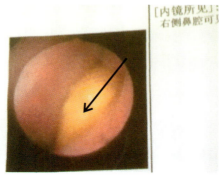
纤维鼻咽喉镜示儿童鼻腔异物

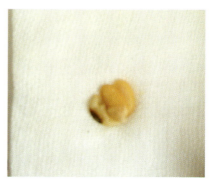
儿童鼻腔取出的黄豆异物

专家点评

（1）由于家长及时就医，受鼻腔分泌物影响不大，黄豆虽然已发胀，但还没有变得太脆，比较容易取出。

（2）由于异物进入鼻腔的时间不是太长，异物位于鼻腔中部，取出比较容易，故该例患儿在门诊及时完成异物取出。如果未及时发现，时间长了异物移动到鼻腔后部则需要在全身麻醉下取出。

温馨提示

（1）家长对孩子不仅要有爱心，更要有责任心。不要把较小的可能进入儿童鼻腔、口腔、咽喉、耳部的豆类或小件物品给孩子玩耍。

（2）对儿童一定要有专门的监护人看管，不要让儿童独自玩耍。家长对儿童意外要做到防患于未然。

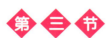 **儿童鼻腔葵瓜子异物病例一**

事发时间：2014年10月29日。

事发地点：患儿家中。

主诉：怀疑患儿鼻腔进入葵瓜子异物5小时。

病情简介：患儿，男，2岁。独自家在家中茶几前面玩耍。家长忙于做家务，随后发现孩子突然用手不停挖鼻孔，伴频繁打喷嚏。家长问孩子鼻子怎么了，孩子不回答，用手指着左侧鼻孔。家长看见茶几上有散落的葵瓜子，于是怀疑其鼻腔进入葵瓜子，随后用手电照筒照其鼻孔，发现有一黑色异物阻塞鼻孔，立即到当地医院就医。医生检查发现患儿左侧鼻腔有异物，决定立即对其行鼻腔异物取出术。由于患儿极度不配合，多次反复均未能取出异物，再次检查发现鼻腔异物消失，怀疑异物被推入鼻腔深部，不能取出，建议转上级医院。患儿于2014年10月29日，即发生后5小时来笔者诊断室就医求治。

专科检查：生命体征正常，患儿不停哭闹，恐惧医生。前鼻孔检查发现左侧鼻腔有血性分泌物，鼻腔黏膜充血、肿胀明显，隐约可见黑色异物阻塞鼻腔，鼻腔通气受阻。

辅助检查：纤维鼻咽喉镜检查发现左侧鼻腔后部有异物阻塞。

临床诊断：左侧鼻腔异物。

医疗处理：

方案一，拟在局部麻醉下取出鼻腔异物。

方案二，在局部麻醉下未取出鼻腔异物，拟在全身麻醉下取出鼻腔异物。

家长同意用方案一。

治疗结果：取出异物为一粒完整的带壳葵瓜子。

专家点评

（1）2岁儿童好玩、好吃，独自玩耍时把葵瓜子异物塞入鼻腔，好在家长及时发现，医生及时取出。

（2）值得提示的是，儿童鼻腔异物取出有困难时不能强行取出，以免导致异物向鼻腔深部推进，或向鼻咽部推进，或滑入咽喉部导致气道阻塞等更加严重的意外。

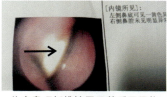
儿童鼻咽纤维镜显示葵瓜子异物

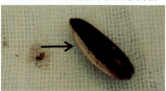
鼻腔中取出的葵瓜子异物

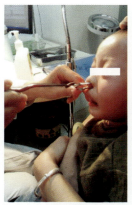
笔者在为2岁儿童取出鼻腔葵瓜子异物

第 四 节 儿童鼻腔葵瓜子异物病例二

事发时间：不详。

首诊时间：2个月前。

二诊时间：2014年12月22日。

主诉：鼻阻、流涕、发臭两月余。

病情简介：患儿，女，2岁。两个月前患儿出现鼻塞、流涕，频频用手挖鼻腔，家长当时认为是感冒，自行给予口服感冒药治疗，但无效，患儿鼻阻、流涕加重，伴频繁打喷嚏，夜间睡觉时感鼻阻更加严重。到当地社区医院就医，被诊断为过敏性鼻炎，给予药物治疗，无效，又到另一家医院就医，仍被诊断为过敏性鼻炎，给予口服药物和鼻腔点药，仍无好转。之后鼻阻逐渐加重，伴鼻腔流血性分泌物并发臭。2014年12月22日，来笔者诊断室就医求治。

专科检查：患儿生命体征正常，哭闹，紧张，检查极度不配合。前鼻镜检查发现鼻腔分泌物较多，阻塞鼻腔，分泌物后有可疑异物阻塞。

辅助检查：纤维鼻咽喉镜检查发现左侧鼻腔异物，附有较多脓性分泌物。

临床诊断：左侧鼻腔异物伴感染。

医疗处理：取出鼻腔异物。异物为一粒完整的葵瓜子。

取出的葵瓜子由于在鼻腔的时间长达两月之久，已高度发胀，较正常瓜子体积增大。

专家点评

一个2岁儿童狭窄的鼻腔，葵瓜子在里面竟停留达两月之久，给孩子造成极大的伤害。

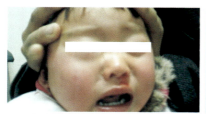
鼻腔异物儿童就诊时的痛苦表情

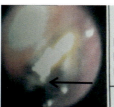
纤维鼻咽镜提示儿童鼻腔异物

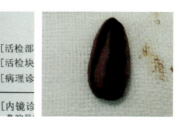
取出葵瓜子异物已高度
发胀、霉变

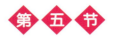
第五节 儿童鼻腔葵瓜子异物病例三

事发时间：2015年3月30日。

事发地点：患儿家中。

就医时间：2015年4月1日。

主诉：患儿，男，2岁。家长从患儿鼻腔取出葵瓜子两粒后仍鼻阻两天。

病情简介：两天前患儿在家自行玩耍，父母忙于家务，发现患儿哭闹，家长查看患儿，发现患儿不停用手挖鼻孔，家长连忙找来手电筒，把患儿抱到怀里检查鼻孔，发现其双侧鼻孔有东西堵塞，立即取出异物，发现是两粒完整的葵瓜子异物。当晚家长发现患儿仍然鼻阻，不能呼吸，呈张口呼吸状，家长怀疑患儿鼻腔仍有瓜子异物阻塞，再次找来手电筒检查未发现异物。第二天晚上患儿睡觉时仍然鼻阻严重，不能呼吸，家长立即带其来到笔者诊断室就医求治。

病史：家长诉患儿已是第四次把异物塞入鼻腔了，前三次是花生、豌豆等异物，这次塞入的是瓜子异物。家长很着急，拿出2天前从患儿鼻孔取出的两粒葵瓜子异物。

专科检查：患儿生命体征正常。

前鼻镜检查：右侧鼻腔前部可见分泌物，吸出分泌物未见确切异物，但右侧鼻腔通气受阻严重，左侧鼻腔未见明显异常。

辅助检查：纤维鼻咽镜检查右侧鼻腔后部有异物阻塞，左鼻腔未见异常。

临床诊断：右侧鼻腔异物。

医疗处理：取出鼻腔异物。异物为一粒完整的葵瓜子。

从下中图中可以看出，这粒葵瓜子异物在鼻腔的位置非常深，前鼻镜检查未能发现。家长非常有经验，很有责任心，自己在家为孩子取出鼻腔两粒葵瓜子异物后仍不放心，及时到医院求治。

专家点评

（1）儿童发生鼻腔异物较为常见，但发生双侧鼻腔多个异物与单侧单一鼻腔异物相比不太常见。由于是多个异物，位于鼻腔前面的异物可能被及时发现而取出，但位于鼻腔中后部的异物，由于位置深，儿童鼻腔狭窄，不容易被发现，导致异物残留于鼻腔。

（2）该例患儿的母亲由于非常细心而负责，在自己为患儿取出两粒葵瓜子异物后，面对患儿鼻阻，坚信患儿鼻腔仍有异物残留，而及时就医得以取出。该例患儿母亲这种高度负责的态度值得提倡和表扬。父母是孩子的第一监护人，父母的态度直接影响孩子的治疗和预后。

温馨提示

（1）请家长务必保管好家中不适合儿童吃的坚果类食品，不要放置在儿童可以触摸到的位置。

（2）加强对儿童的呵护与监管，防止儿童意外伤害的发生。

（3）警惕儿童鼻腔多发性异物的发生和残留。

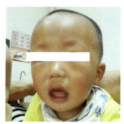 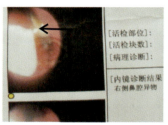 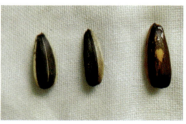

鼻腔异物患儿的痛苦表情　　纤维鼻咽喉镜示鼻腔异物　　患儿鼻腔取出的3粒葵瓜子异物

儿童鼻腔松子异物病例

事发时间：不详。

事发地点：患儿母亲背上。

就医时间：2014年12月31日。

主诉：发现患儿鼻腔流血3小时。

病情简介：患儿，男，2岁。母亲因忙于工作，将2岁男童背于背上，当忙完工作后将背上的孩子抱在怀中，发现孩子鼻腔流出鲜血，孩子不停用小手指挖鼻孔，家长连忙检查患儿出血的鼻孔，发现有一黄色东西阻塞在鼻腔，立即来笔者诊断室就医求治。

专科检查：患儿生命体征正常，鼻腔前部可见鲜血流出，前鼻镜检查可见右侧鼻腔有一黄色异物阻塞，鼻腔黏膜肿胀、充血，鼻腔通气受阻；左侧鼻腔未见异常。

辅助检查：纤维鼻咽喉镜提示右侧鼻腔异物。

临床诊断：右侧鼻腔异物，鼻出血。

医疗处理：取出鼻腔异物。异物为一颗完整的松子。

专家点评

（1）儿童意外无处不在，儿童鼻腔异物种类繁多，家长防不胜防，应加强儿童安全监护。

（2）追问事发原因是孩子在背上哭闹，家长买了松子，让孩子自己吃，结果孩子把松子放入鼻腔里，由于异物在鼻腔不适，孩子不停用手挖鼻孔，又导致鼻腔出血。

温馨提示

一个2岁的孩子，能自己吃松子吗？能不发生意外吗？请忙于工作的家长们三思并从中吸取教训。请家长选择适合孩子的食品，不要让爱成为伤害。

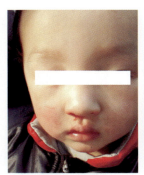
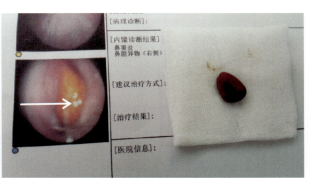

鼻腔异物患儿的痛苦表情　　　　儿童纤维鼻咽喉镜显示鼻腔异物　取出的异物松子

 第七节　儿童鼻腔花生仁异物病例一

事发时间：不详。

主诉：患儿双鼻阻塞，不能正常呼吸一天。

病情简介：患儿，男，1岁半。晚上睡觉时家长发现患儿鼻塞，不能呼吸，张口呼吸，无感冒发烧、流涕症状。家长用电筒检查患儿鼻腔，发现鼻腔被异物阻塞。2014年11月24日来笔者诊断室就医求治。

专科检查：患儿哭闹，张口呼吸，前鼻镜检查发现双侧鼻腔有异物阻塞，鼻腔通气受阻，不能经鼻腔呼吸。

临床诊断：儿童双鼻腔异物。

医疗处理：取出双侧鼻腔异物。异物为两粒完整的花生仁。

专家点评

（1）患儿双侧鼻腔异物较单侧鼻腔异物发病少见。

（2）该例患儿双鼻腔异物，阻塞鼻腔严重，及时引以家长的重视，得以及时就医确诊，取出异物。

温馨提示

如果发现儿童无明显诱因突然双侧鼻腔阻塞，不能正常呼吸，应高度怀疑儿童鼻腔异物的可能。

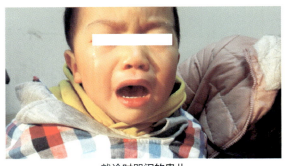 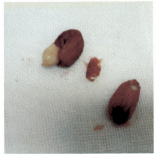

就诊时哭闹的患儿　　从患儿鼻腔取出的两粒完整的带血的花生仁

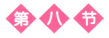 **儿童鼻腔花生仁异物病例二**

事发时间：不详。

就医时间：2015年4月6日。

主诉：右鼻阻3月，反复出血1月。

病情简介：患儿，男，2岁。无明显诱因右鼻阻塞，流脓涕，家长未在意，随后患儿右鼻腔间歇性出血，偶尔涕中带血，家长自认为是有"热"，自行服用中药治疗，无效。家长带孩子去一家医院就医，被诊断为鼻炎，但治疗无效。两周前家长闻到患儿鼻腔发臭，鼻出血加重，继续治疗无效，于2015年4月6日前来笔者诊断室就医治疗。

专科检查：生命体征正常，患儿鼻腔可闻到严重的臭味，右侧鼻腔可见异物阻塞，有脓性分泌物附着，通气受阻；左侧鼻腔未见明显异常。

辅助检查：纤维鼻咽喉镜检查提示右侧鼻腔异物。

临床诊断：右侧鼻腔异物伴感染。

医疗处理：取出鼻腔异物。异物为一粒腐烂的花生仁。

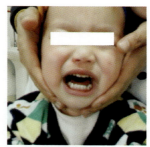
患儿就医时的表情

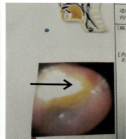
纤维鼻咽喉镜示鼻腔异物

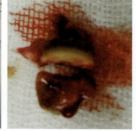
取出的花生仁已霉变、发胀

第九节 儿童鼻腔花生仁异物病例三

事发时间：不详。

就医时间：2015年5月4日。

主诉：鼻阻、流涕、打喷嚏，频繁挖鼻1月。

病情简介：患儿，女，3岁。1月前无明显诱因鼻塞、打喷嚏、流涕，无发烧、咳嗽、咽痛症状，家长未重视。之后患儿鼻阻逐渐加重，频繁用手指挖鼻孔，流清涕，家长误认为孩子是感冒，给予患儿服用感冒药后鼻阻仍无好转，家长怀疑患儿有鼻炎，于2015年5月4日来到笔者诊断室就医治疗。

专科检查：生命体征正常，左侧鼻腔前部可见异物阻塞，较多分泌物，鼻腔通气受阻；右侧鼻腔未见异常。

辅助检查：纤维鼻咽喉检查提示左侧鼻腔异物。

临床诊断：左侧鼻腔异物伴感染。

医疗处理：取出鼻腔异物。异物为一粒完整的花生仁。

专家提示

亲爱的家长朋友们，不要忽略孩子身边小小的意外，小小的意外也会给你和孩子带来很大的麻烦。

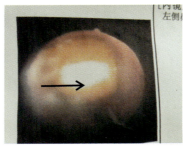 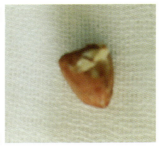

纤维鼻咽喉检查提示左侧鼻腔异物　　　　从儿童鼻腔取出的花生仁

儿童鼻腔玉米异物病例

事发时间：2015年3月16日。

事发地点：患儿家中。

就医时间：2015年3月16日。

主诉：家长发现患儿把玉米粒塞入鼻腔3小时。

病情简介：患儿，男，3岁。3小时前家长突然发现患儿将玉米粒往鼻腔塞，立即阻止，并连忙问孩子鼻腔里还有玉米吗?孩子点点头，家长用手电筒照孩子鼻腔，发现有一异物阻塞鼻腔，立即来笔者诊断室就医求治。

专科检查：生命体征正常，左鼻腔可见血性分泌物溢出，前鼻镜检查发现左侧孔有异物阻塞；右侧鼻腔未见异常。

辅助检查：纤维鼻咽喉镜检查发现左鼻腔有黄色异物阻塞。

临床诊断：左侧鼻腔异物。

医疗处理：取出鼻腔异物。异物为一完整的玉米粒。

专家点评

（1）玉米本该食之，无知天真的孩子却一粒一粒往鼻孔里塞，幸好被家长发现，得以及时就医取出。

（2）监管孩子每时每刻都不能松懈，大意之时意外就在瞬间发生。

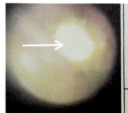
纤维鼻咽喉镜检查提示异物

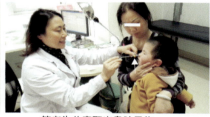
笔者为儿童取出鼻腔异物

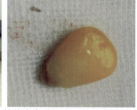
从儿童鼻腔取出一粒硕大的玉米

第十一节　儿童鼻腔豌豆异物病例一

事发时间：不详。

主诉：右侧鼻腔阻塞，发痒一周。

病情简介：患儿，女，1岁半。于一周前开始无明显诱因右侧鼻阻、流涕，无发烧、流脓，无呼吸困难，未引起家长的重视。一周后患儿鼻阻加重，呼吸不畅，家长怀疑患儿患有鼻炎，自己在家检查其鼻腔，发现右侧鼻腔有一淡黄色物阻塞，立即来笔者诊断室就医求治。

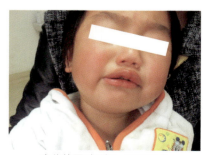
患儿就医时哭闹，不愿配合

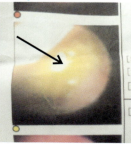
纤维鼻咽喉镜显示异物

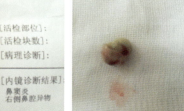
从儿童鼻腔取出的豌豆

专科检查：患儿生命体征正常，检查时不配合，右鼻腔可见一异物阻塞，鼻腔通气功能受阻，左鼻腔未见明显异常。

辅助检查：纤维鼻咽喉镜检查提示右侧鼻腔异物。

临床诊断：右侧鼻腔异物。

医疗处理：取出鼻腔异物。异物为一粒豌豆。

第十二节 儿童鼻腔豌豆异物病例二

事发时间：2015年5月11日。

事发地点：患儿家中。

首次就医医院：当地社区医院。

主诉：家长诉患儿鼻腔进入异物一天。

病情简介：患儿，女，2岁。在家自行玩耍时不慎将异物放入鼻腔，用手频繁挖鼻腔时被家长发现，询问孩子鼻子怎么了，孩子回答有豆豆。家长找来电筒检查鼻腔，发现有异物阻塞，立即到当地社区医院就医，被诊断为鼻腔异物，建议到上级医院就医治疗。2015年5月11日,来到笔者诊断室就医求治。

专科检查：生命体征正常，鼻外观未见异常，右侧鼻腔可见异物阻塞，较多分泌物，右鼻腔通气受阻，左侧鼻腔未见异常。

辅助检查：纤维鼻咽镜检查提示右侧鼻腔异物阻塞，左侧鼻腔未见异常。

临床诊断：右侧鼻腔异物。

医疗处理：取出鼻腔异物。异物为一粒豌豆。

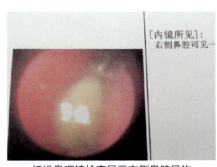
纤维鼻咽镜检查显示右侧鼻腔异物

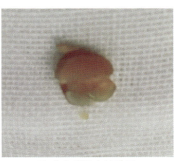
取出右鼻腔中的豌豆

第三章　　儿童鼻腔玩具类异物

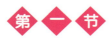 **儿童鼻腔玩具类异物意外伤害概述**

　　玩具本应带给孩子欢乐，但在生活中，在医生眼里，玩具有时也会带给孩子伤害。这些儿童喜爱的小玩具，如小物件、小饰品、小纽扣、小玻璃珠、小塑料球等不小心就会成为儿童意外伤害的隐形杀手。孩子会把这些小物件放进鼻腔里或口腔中，不小心吸进气管或误咽入食管而忘记告诉父母，给孩子造成伤害和不幸。当鼻腔出现感染，发臭时或鼻腔阻塞、出血时才被家长发现，不得不带着孩子四处求医治疗。由于患儿检查极度不配合，有时家长带孩子去没有耳鼻咽喉头颈外科专科的医院就医，未能及时发现异物；有时因鼻阻、打喷嚏又被诊断为鼻炎、过敏性鼻炎，有的患儿病程达2~3个月，有的长达半年之久，让父母、家人为孩子就医苦不堪言。孩子面对吃药、检查痛哭流涕。面对家长的忧虑、儿童的痛苦，我们将一些典型的鼻腔玩具异物的病例呈现出来，希望从这些病例中吸取教训，共同提高对儿童鼻腔玩具异物的认识，为预防儿童鼻腔异物的发生起到积极的作用，让儿童远离意外伤害。

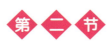 **儿童鼻腔玻璃珠异物病例**

　　事发时间：2013年6月17日。
　　事发地点：患儿家中。
　　主诉：家长发现患儿鼻腔有异物3小时。
　　病情简介：患儿，女，2岁。患儿在家独自玩耍，父母忙于家务，突然听到孩子哭闹并见其用手挖鼻孔，家长连忙将孩子抱到怀里检查鼻腔，发现鼻腔有一异物阻塞，立即将孩子送到笔者诊断室就医求治。

专科检查：患儿生命体征正常，右侧鼻腔可见异物阻塞，通气受阻，左侧鼻腔未见异常。

辅助检查：纤维鼻咽喉镜检查提示右侧鼻腔异物阻塞。

临床诊断：右侧鼻腔异物。

医疗处理：取出鼻腔异物。异物为一绿色的玻璃珠。

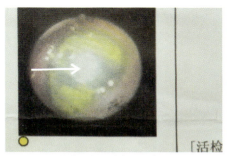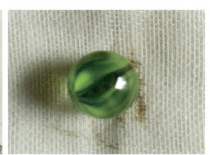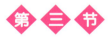

纤维鼻咽喉镜检查提示鼻腔异物　　　　从儿童鼻腔取出的玻璃珠

第三节　儿童双侧鼻腔彩色玻璃珠异物病例

事发时间：2015年4月2日。

事发地点：学校。

就医时间：2015年4月2日。

主诉：双侧鼻腔塞入异物3小时。

病情简介：患儿，10岁。患儿在学校上课时，将两粒彩色的钢化玻璃玩具塞入鼻腔玩耍，不慎进入鼻腔深部，患儿用力挖出右侧鼻腔那粒异物，再用力挖左侧鼻腔异物，却怎么也挖不出来，孩子害怕便哭着告诉老师，老师立即打电话给家长，家长带孩子到笔者诊断室就医求治。

专科检查：患儿生命体征正常，左侧鼻腔后部可见异物阻塞，鼻腔通气功能受阻，右侧鼻腔未见异常。

辅助检查：纤维鼻咽喉镜检查提示左侧鼻腔异物。

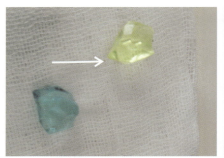
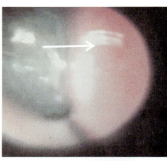
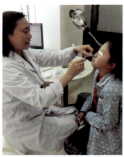

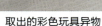
取出的彩色玩具异物　　　　　纤维鼻咽喉镜示儿童鼻腔异物　　　　笔者为患儿取鼻腔异物

临床诊断：左侧鼻腔异物。

医疗处理：取出鼻腔异物。异物为2粒钢化玻璃珠。

注：黄色异物是患儿来医院前自行挖出的，蓝色异物是来医院后在纤维鼻咽喉镜下取出的。

专家点评

（1）鼻腔异物好发于1~3岁的儿童，随着年龄增长，发生鼻腔异物的可能性降低，三年级小学生发生异物的概率更小，但这个10岁的儿童却将两粒异物塞入鼻腔。

（2）询问该儿童，回答说上课无聊，玩弄小玩具时不慎塞入鼻腔，无法取出。虽然10岁儿童发生鼻腔异物是小概率事件，但同样要引起重视。

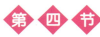 **儿童鼻腔红色珠状异物病例**

事发时间：不详。

就医时间：2013年7月。

主诉：右侧鼻阻，流脓涕1月。

病情简介：患儿，女，3岁。于一月前无明显诱因鼻阻、流涕，无发烧、咽痛、打喷嚏症状，家长自认为是感冒，自行给予孩子服用感冒药，症状无好转，随后又到医院就医，被诊断为鼻炎、鼻窦炎，治疗无效。之后孩子鼻腔阻塞逐渐加重，流清涕增加，家长发现孩子常常用手指挖鼻腔，家长把孩子抱在怀里，用手电筒查看鼻腔，发现鼻腔内有一红色异物，家长误认为孩鼻腔长了鼻息肉，次日立即来到笔者诊断室就医。

专科检查：患儿生命体征正常，哭闹，鼻外观正常，右侧鼻腔可见红色物阻塞，鼻腔可见较多分泌，左鼻腔未见异常。

临床诊断：右鼻腔异物。

医疗处理：取出右鼻腔异物。异物为一颗红色的塑料珠。

温馨提示

家长们请注意，儿童单侧鼻阻，久治不愈，可高度怀疑是鼻腔异物，不能掉以轻心。对于医生，面对儿童单侧鼻阻，除考虑儿童上颌窦后鼻咽喉息肉，还要认真检查，排除异物的可能。对于单侧久治不愈的鼻阻，家长、医生都应高度注意，防止漏诊发生。

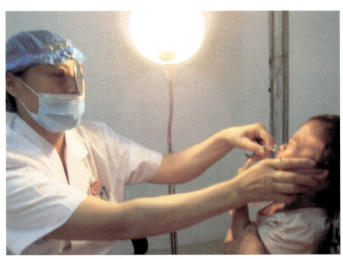

笔者给孩子取异物

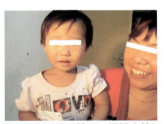

取出异物后孩子笑了，妈妈也笑了

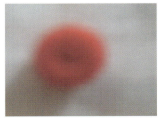

取出的红色塑料珠

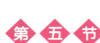
第 五 节　儿童鼻腔塑料珠异物病例一

事发时间：不详。

就医时间：2014年8月27日。

主诉：患儿鼻阻、挖鼻孔2月。

病情简介：患儿，男，3岁。患儿母亲述因幼儿园放假，患儿被送回农村老家，开学前从老家返回城里时，父母发现孩子鼻阻严重，睡觉时张口呼吸，无流鼻涕、打喷嚏、发烧症状，家长未在意。回家后两周患儿鼻阻无好转，鼻塞严重。患儿的爷爷、奶奶说孩子回农村后不久鼻子就不通气了，一直张口呼吸。患儿家长遂来笔者诊断室就医求治。

专科检查：患儿生命体征正常，鼻外观无异常，鼻腔未闻及异味。前鼻镜检查发现其右侧鼻中部可见黑色异物阻塞，局部较多分泌物。鼻腔通气受阻明显，左侧鼻腔未见异常。

辅助检查：行纤维鼻咽喉镜检查发现患儿右侧鼻腔有一黑色异物阻塞，鼻腔较多脓性分泌物附着。

临床诊断：右侧鼻腔异物伴鼻部感染。

医疗处理：门诊局部麻醉取出鼻腔异物。异物为一圆形的黑色塑料物，直径大约1.5厘米，表面光滑，分正反两面。

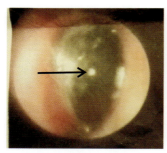
纤维鼻咽喉镜示儿童黑色异物

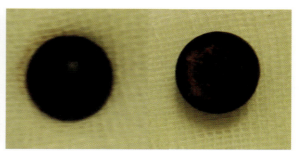
从儿童鼻腔取出的黑色异物（正面和反面）

儿童鼻腔塑料珠异物病例二

事发时间：2015年1月21日。

事发地点：公园。

主诉：家长发现患儿把塑料珠塞入鼻腔3小时。

病情简介：患儿，女，2岁。家长发现患儿手里拿着塑料珠玩耍，家长未在意，随后发现孩子不停打喷嚏，用手挖鼻孔。家长问："你手里刚才玩的珠子呢？"孩子用手指着鼻子，家长怀疑孩子鼻腔进入异物，立即来到笔者诊断室就医求治。

专科检查：患儿哭闹，极其不配合检查。前鼻镜检查右侧鼻腔中部可见黄色异物阻塞，左侧鼻腔未见明显异常。

辅助检查：纤维鼻咽喉镜检查发现患儿鼻腔右侧中部有黄色异物阻塞。

临床诊断：右侧鼻腔异物。

医疗处理：取出鼻腔异物。

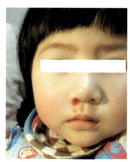 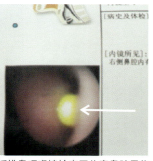 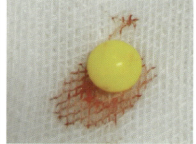

患儿右鼻孔流出血性分泌物　纤维鼻咽喉镜检查示儿童鼻腔异物　　　取出的黄色塑料珠

 儿童鼻腔塑料珠异物病例三

事发时间：不详。

主诉：鼻阻一周，无发烧、流涕。

病情简介：患儿，女，3岁。一周前无明显诱因开始鼻阻、呼吸不畅，无发烧、流涕、咳嗽等感冒症状，家长未在意。因鼻阻无明显好转，家长用手电筒照孩子的鼻腔，发现有一黄色的异物阻塞鼻腔，遂于2015年3月11日前来到笔者诊断室就医求治。

专科检查：患儿生命体征正常，鼻外观未见明显异常，右侧鼻腔可见一黄色的异物阻塞，左侧鼻腔未见明显异常。

辅助检查：纤维鼻咽喉镜喉镜检查发现右侧鼻腔有一黄色的异物阻塞。

临床诊断：右侧鼻腔异物。

医疗处理：取出鼻腔异物。

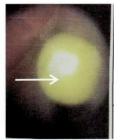
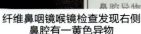
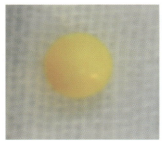
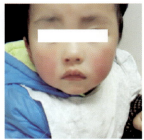

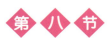

纤维鼻咽镜喉镜检查发现右侧鼻腔有一黄色异物　　取出鼻腔黄色珠状异物　　儿童鼻腔异物取出术后

第八节　儿童鼻腔衣服饰品塑料珠异物病例一

事发时间：2015年3月16日。

主诉：发现鼻腔进入异物2小时。

病情简介：患儿，2岁。在幼儿园独自玩耍时突然哭闹，不停用手指挖鼻孔，老师发现患儿左鼻腔有血性分泌物溢出，询问孩子鼻子怎么了，孩子用手指着衣服上的一个饰品，老师发现其衣服上的白色塑料珠饰品少了一粒。老师怀疑孩子把衣服上的珠子放入鼻腔，立即带孩子到笔者诊断室就医求治。

专科检查：生命体征正常，左侧鼻前孔可见血性分泌物溢出，左侧鼻腔可见异物阻塞，右侧鼻腔未见明显异常。

辅助检查：纤维鼻咽喉镜检查发现左侧鼻腔有异物阻塞。

临床诊断：左侧鼻腔异物。

医疗处理：取出鼻腔异物。异物为一颗白色塑料珠。

专家点评

衣服上的装饰品美丽诱人，孩子也喜欢，但这些小饰品在不经意间成为儿童的意外"杀手"。

温馨提示

（1）建议家长尽量不要选择带过多装饰品的衣物给孩子，避免发生此类意外。

（2）请老师们加强安全教育，预防儿童意外伤害，时刻把儿童的安全放在第一位，防患于未然。

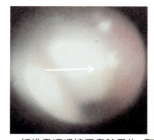 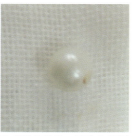 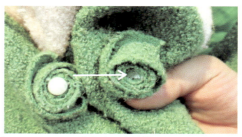

纤维鼻咽喉镜示鼻腔异物　取出鼻腔异物为一颗白色塑料珠　　　　　　儿童衣服上的饰品

儿童鼻腔衣服饰品塑料珠异物病例二

事发时间：2015年3月23日。

事发地点：幼儿园。

主诉：鼻腔塞入异物1小时。

病情简介：患儿，女，2岁。患儿于就医前1小时把衣服上的一颗塑料珠塞入鼻孔，被同桌的同学发现，该同学立即报告老师，老师马上询问孩子："你把衣服上的珠子塞入鼻腔了吗？"孩子点点头，老师又问："塞入哪个鼻孔？"孩子用手指着鼻子，老师立即把孩子带到笔者诊断室就医求治。

专科检查：生命体征正常，安静地配合检查，右侧鼻腔可见白色异物阻塞，较多脓性分泌物，左侧鼻腔未见异常。

辅助检查：纤维鼻咽喉镜检查提示右鼻腔异物阻塞。

临床诊断：右鼻腔异物。

医疗处理：取出鼻腔异物。异物为一颗白色塑料珠，直径大约5毫米。

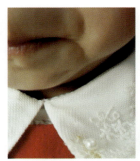
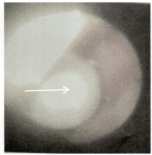
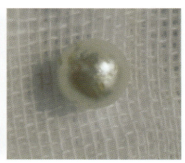

患儿衣服饰品　　　　　纤维鼻咽喉镜示异物　　　　从儿童鼻腔里取出的异物

第十 节　儿童鼻腔橡皮擦异物病例一

事发时间：2014年12月24日。

事发地点：患儿家中。

主诉：家长发现橡皮擦塞入患儿鼻腔4小时。

病情简介：患儿，男，4岁。患儿在家独自画画、写字，家长忙完家务再去看孩子时，发现孩子在小课桌前不停地挖鼻腔，家长连忙问孩子："你怎么不写字，老是挖鼻腔呢？"孩子说："我把橡皮擦塞进鼻子里了。"家长连忙为孩子检查，发现其鼻腔有一异物阻塞，立即把孩子带到当地社区医院就医，但未能取出孩子鼻腔里的橡皮擦，建议转上级医院就医，家长立即带孩子到笔者诊断室就医求治。

专科检查：患儿生命体征正常，鼻外观无异常，前鼻镜检查发现右侧鼻腔有一异物阻塞，鼻腔通气受阻，左鼻腔未见异常。

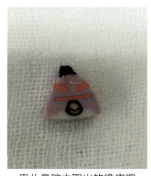 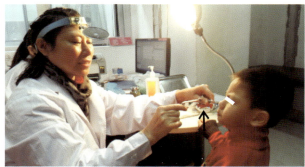

患儿鼻腔中取出的橡皮擦　　　　　笔者在为孩子取出鼻腔中的橡皮擦异物

临床诊断：右侧鼻腔异物。

医疗处理：取出鼻腔异物。异物为一块彩色三角形的橡皮擦。

专家点评

（1）4岁儿童的鼻腔异物以学习用具为多见。儿童一般都有注意力不集中的情况，一边学习、一边玩耍。这与儿童的生理年龄有关。

（2）4岁儿童已具备一定的智力和能力，语言发育也较完善，故该例儿童的鼻腔异物发生后能明确告诉家长，得以及时就医诊断、及时处理。

温馨提示

加强对学龄前儿童的安全教育是预防儿童特别是学龄前儿童意外伤害的关键。告诉儿童学习时应集中注意力，学习用品，如笔、橡皮擦、笔帽只能用于学习，不能放入口、鼻、耳等部位。

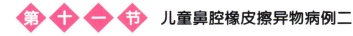 儿童鼻腔橡皮擦异物病例二

事发时间：2015年3月19日。

事发地点：幼儿园。

主诉：发现橡皮擦异物放入鼻腔4小时。

病情简介：患儿，女，3岁。患儿在幼儿园玩耍时将一块橡皮擦塞入左侧鼻腔，

随后患儿不停用手指挖鼻腔，哭闹，哭声惊动了老师。老师询问孩子，"你哭什么？"孩子用手指着鼻腔不说话，老师怀疑孩子将什么东西放入鼻腔，电话告知家长，请家带孩子去医院检查就医。家长把孩子带到笔者诊断室就医求治。

专科检查：患儿生命体征正常，表情紧张。前鼻镜检查发现其左侧鼻腔后部可见绿色异物阻塞，右鼻腔未见明显异常。

辅助检查：纤维鼻咽喉镜检查提示左侧鼻腔有绿色的异物阻塞。

临床诊断：左侧鼻腔异物。

医疗处理：取出鼻腔异物。

温馨提示

（1）儿童在幼儿园玩耍玩具时，一定要由老师组织玩耍，特别是对低龄幼儿更应该注意玩耍时的安全。

（2）儿童玩耍小样玩具前一定要认真清点数量，玩耍结束后也要清点数量，防止儿童在玩耍时将玩具放入口腔误咽致食管异物或误吸致气管异物，放入耳道导致耳道异物，塞入鼻腔导致鼻腔异物。

（3）希望老师认真、反复告诉孩子每样玩具的玩法，要求孩子们相互帮助、监督、提醒，防止在玩耍时将玩具塞入口腔、鼻腔、耳道。

（4）教育儿童发生意外后立刻主动告知老师，及时处理。

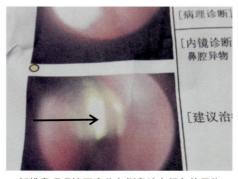

纤维鼻咽喉镜示患儿左侧鼻腔有绿色的异物

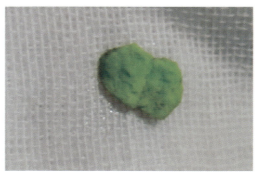

从儿童鼻腔中取出的彩色橡皮擦

第十二节 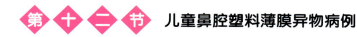 儿童鼻腔塑料薄膜异物病例

儿童鼻腔异物种类繁多，难以想象。临床中我们遇到的以豆类、珠状异物为多，塑料薄膜类异物较少见。由于塑料薄膜颜色灰白、透明，与鼻腔黏膜颜色接近，受鼻腔分泌物的影响，不容易发现。笔者在临床工作中遇见一名3岁女孩，将塑料薄膜放进鼻腔，致反复鼻腔阻塞、流脓等症状，困扰父母长达一月之久，家长为之多方就医治疗，最终取出鼻腔的塑料薄膜异物而痊愈。儿童常常以其独特的行为方式在自己的世界里游戏，在不知不觉中发生意外和危险，家长全然不知。下面讲述的病例警示大家，对儿童鼻腔异物意外伤害提高警惕，加强认识。

事发时间：不详。

就医时间：2013年10月16日。

主诉：鼻塞，流脓涕，频繁挖鼻3月余，鼻腔发臭1月。

病情简介：患儿，女，3岁。无明显诱因于3月前出现鼻塞、流涕，伴鼻痒、打喷嚏，无发烧。家长发现患儿经常挖鼻腔、揉鼻，未引起重视。随后患儿鼻塞逐渐加重，流涕增加，到医院就医治疗，被诊断为感冒，治疗无效，再次就医，又被诊断为鼻炎，治疗仍无效。之后鼻塞加重，患儿挖鼻更加频繁。一月前家长闻到患儿鼻腔有异味，发臭，向朋友倾诉问道："你的孩子鼻炎会发臭吗？我的孩子鼻炎医治很久，不但没好，反而越来越臭。"经朋友介绍，家长带孩子来到笔者所在医院门诊求医治疗。

专科检查：患儿无呼吸困难，鼻外观无畸形，双鼻腔可见分泌物，右鼻腔前方可见一灰白色异物阻塞，鼻腔臭味严重。

辅助检查：纤维鼻咽喉镜检查可见右鼻腔有异物阻塞，分泌物较多。

临床诊断：右鼻腔异物伴鼻部感染。

医疗处理：及时取出异物。异物为一块白色塑料薄膜，大约2厘米x1.5厘米大小，折叠状，表面有脓性分泌物。

专家点评

（1）儿童好奇心强，无安全意识，凡是手里的东西都可能被他们放入鼻腔成为鼻腔异物。

（2）由于儿童鼻腔较小不能完全窥清，加之儿童不配合检查，导致异物不容易被发现。

（3）受儿童自身智力水平的影响，儿童不能清楚表述鼻腔的情况。

温馨提示

（1）我们应加强儿童安全教育，强化家长对儿童监管的安全意识。

（2）儿童鼻腔发臭是鼻腔异物的一个信号。

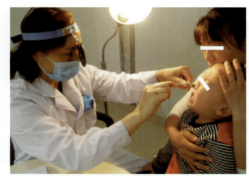
笔者为孩子取出鼻腔塑料薄膜异物

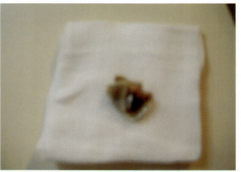
取出的塑料薄膜异物

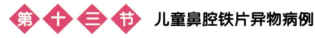 **儿童鼻腔铁片异物病例**

事发时间：不详。

首次就医时间：2月前。

就医医院：当地多家医院。

二次就医时间：2015年7月6日。

主诉：家长诉患儿鼻腔发臭2月余，伴流脓涕。

病情简介：患儿，女，2岁。2月前家长闻到孩子鼻腔发臭，流脓涕，怀疑患儿有"热"，带孩子去看中医，中医给予孩子中药清肺热，但症状无好转。随后家长又带孩子看西医，西医诊断为鼻炎，给予鼻炎药物治疗，鼻臭、流脓涕仍无好转。家长继续为孩子服中药、西药治疗，鼻腔发臭、鼻塞逐渐加重。一天前给予其纤维鼻咽喉镜检查提示鼻腔异物，但取出困难，建议患儿全身麻醉下取出，家长不采纳。次日，家长再次到该院就医，再次检查发现异物位于鼻腔后部，门诊取出困难，仍建议住院全身麻醉取出。

专科检查：患儿生命体征正常，哭闹，鼻腔恶臭严重，右侧鼻腔通气受阻，可见异物阻塞鼻腔，表面较多脓性分泌物，左侧鼻腔未见异常。

辅助检查：纤维鼻咽喉镜检查提示右侧鼻腔异物。

临床诊断：右侧鼻腔异物伴感染。

医疗处理：拟在门诊取出鼻腔异物。

特殊情况：鼻腔异物位置在鼻腔后部，加之患儿不配合，取出困难，建议全身麻醉下取出。

处理方式：鼻内镜下鼻腔异物取出术,术中发现异物位于右侧鼻腔后部，靠近后鼻孔处，较多脓性分泌物。取出异物为一块黑色的硬质铁片，约3厘米x2厘米大小，表面附着较多脓性分泌物。

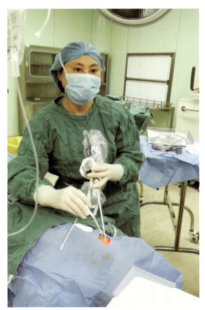

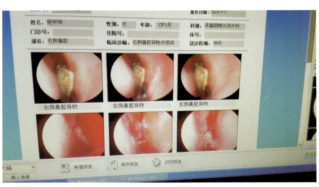

鼻内镜显示患儿右侧鼻腔异物

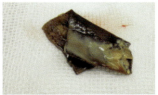

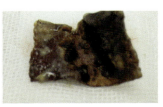

笔者全神贯注地用鼻内镜手术为孩子取出鼻腔异物

从患儿鼻腔取出的异物粘满脓血

取出的鼻腔异物展开图

专家点评

这块锈迹斑斑、附满脓血的异物不知是怎样进入2岁孩子鼻腔的，两月之久不能确诊，值得家长们重视。

面对儿童意外伤害，我们有太多的思考，有太多的工作需要去做。预防儿童意外伤害还有很长的路需要走。

第十四节 儿童鼻腔红色塑料异物病例

事发时间：不详。

就医时间：2014年10月22日。

主诉：右耳疼痛1天，伴发烧。

病情介简：患儿，男，3岁。1天前因感冒后发热，体温38.9℃，伴右耳疼痛，无咳嗽、耳流脓症状，听力下降。在家给予自行服用感冒药后体温降至正常，但患儿仍呼右耳疼痛。家长担心孩子患了中耳炎，于次日来到笔者诊断室就医求治。

追问病史：家长述患儿有鼻塞，偶尔流脓涕。

专科检查：患儿生命体征正常，右耳鼓膜充血、膨隆，未见分泌物，鼓膜无穿孔，乳突区无红肿、压痛。

考虑到中耳炎与上呼吸道感染有相关性，除了检查耳部情况外，还补充检查了

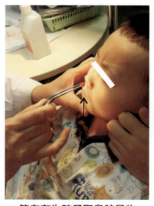

笔者在为孩子取鼻腔异物

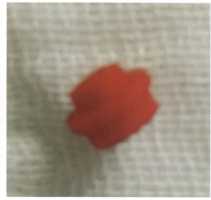

从儿童鼻腔里取出的红色塑料异物的侧面

咽部、鼻部，发现咽部充血，扁桃体 I 度肿大，无分泌物；左侧鼻腔可见红色物体阻塞，鼻腔通气受阻，右侧鼻腔未见异常。

临床诊断：

（1）右耳中耳炎。

（2）上呼吸道感染。

（3）左鼻腔异物。

医疗处理：取出鼻腔异物，同时按中耳炎、上呼吸道感染治疗。

取出鼻腔异物为一红色的塑料螺丝钉。

专家点评

在孩子母亲真诚的感谢声中，我留下了这个异物，也写下了这个病例。

如果孩子无耳痛症状，不知道那个红红的、硬硬的异物还会在孩子小小的鼻腔里停留多久。这个病例提示我们，面对儿童的疾病，医生全面、仔细地检查是非常重要的。

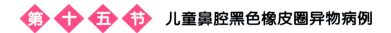

第十五节 儿童鼻腔黑色橡皮圈异物病例

事发时间：不详。

就医持续时间：一年。

就医医院：5家医院。

就医次数：近20次。

治疗方法：西医、中医、中西医结合治疗。

最后一次就医时间：2014年11月29日。

主诉：鼻塞、流脓涕一年余，鼻涕带血3月。

病情简介：患儿，男，4岁。患儿家长诉一年前发现患儿无明确诱因出现鼻塞、鼻痒、流鼻涕，无发烧、咽痛、咳嗽等感冒症状。家长带孩子就医，被诊断为感冒、鼻炎，给予多种药物治疗，但鼻阻、流涕症状无好转。以右侧鼻腔为重，鼻腔间歇性出血，孩子频繁地用手挖鼻。家长继续带孩子奔走在多家医院，治疗效果仍不见好转，决定改为中医治疗，仍无效。患儿仍严重鼻塞，擤鼻涕时鼻腔出血，

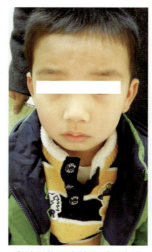 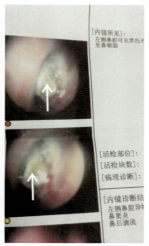 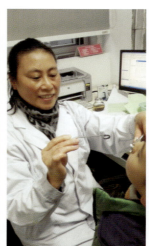

鼻腔异物儿童就医时的表情　　儿童纤维鼻咽镜示鼻腔异物　　笔者为儿童取出鼻腔异物

特别是夜间睡觉，看到孩子呼吸非常费力，家长心如刀绞。家长又带孩子到某三甲妇女儿童专科医院的耳鼻咽喉头颈外科就医，医生又给孩子做出遗传性鼻炎的诊断，当家长拿着遗传性鼻炎的诊断结果时孩子的姥姥悄悄地落泪。为了孩子的鼻子能恢复正常通气，家长仍然没有放弃对孩子鼻炎、遗传性鼻炎的治疗，于2014年11月29日，又带孩子来到笔者诊断室就医求治。

专科检查：患儿乖巧，配合检查，鼻腔外观未见明显异常，左侧鼻腔阻塞，较多脓性分泌物附着，分泌物后面似有异物阻塞，局部鼻腔黏膜充血、肿胀、出血，右侧鼻腔未见异常。

辅助检查：纤维鼻咽喉镜提示左侧鼻腔异物伴感染。

临床诊断：左侧鼻腔异物伴感染。

医疗处理：取出鼻腔异物。异物为一橡胶圈。

专家点评

（1）儿童鼻腔异物常见，但在儿童鼻腔停留长达一年的较少见。

（2）一个儿童玩的橡胶圈困扰家长一年，孩子为此痛苦一年 。

（3）面对异物，孩子惊恐地说这是他一年前玩耍的玩具轮胎。

笔者面对取出的异物非常高兴，将取出的这个异物当作是孩子送给自己的特殊的生日礼物，当天刚好是笔者的生日。

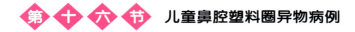

第 十 六 节 儿童鼻腔塑料圈异物病例

事发时间：不详。

主诉：鼻塞、流脓涕2月，伴鼻腔发臭、出血。

病情简介：患儿，男，1岁半。于2月前无明显诱因出现左鼻阻，无发烧、咽痛、咳嗽、流清鼻涕等症状，家长未引起重视。随后患儿鼻阻逐渐加重，伴流脓涕，偶尔打喷嚏，家长带孩子去医院就医，被诊断为鼻炎并给予治疗，症状无好转。之后患儿鼻塞加重，出现频繁打喷嚏，习惯挖鼻腔，家长再次带孩子去另一家医院就医，被诊断为过敏性鼻炎，按过敏性鼻炎给予治疗，但鼻塞症状仍无好转，鼻流脓涕增多，伴间歇性鼻出血，鼻腔出现臭味。家长又认为孩子有热，又带孩子去看中医，服中药治疗，但鼻塞流脓症状毫无好转，鼻腔臭味更加严重。家长于2015年2月12日带孩子到笔者诊断室就医求治。

专科检查：生命体征正常，患儿鼻腔可闻及严重的臭味，左侧鼻腔可见较多脓性分泌物，鼻腔通气受阻，右侧鼻腔未见异常。

辅助检查：纤维鼻咽喉镜检查可见左侧鼻腔有黑色物阻塞，表面较多脓性分泌物附着。

内镜诊断：左侧鼻腔异物。

临床诊断：左侧鼻腔异物伴感染。

医疗处理：取出鼻腔异物。

取出方式：纤维鼻咽喉镜示异物位置，结合前鼻镜检查确定异物位于左侧鼻腔前部，拟在门诊局部麻醉下取出异物。取出异物为一黑色的橡胶圈，黏附脓血性分泌物，橡胶圈直径2厘米左右。

专家点评

（1）孩子年幼无知、无畏，不知危险后果。

（2）家长对儿童看护、监管不到位，患儿何时将如此大的橡胶圈塞入鼻腔家长全然不知。

（3）患儿发生意外后出现鼻塞，家长未及时引起重视，待到鼻塞加重后才就医治疗，反复多次就医，西医、中医治疗均被诊断为鼻炎、过敏性鼻炎等。因病因不清，治疗无效。历时2个月，辗转多家医院，最终在成都市妇女儿童中心医院笔者门诊得到确诊，终于取出鼻腔异物而痊愈。

温馨提示

（1）儿童鼻腔异物无处不在，请家长加强对儿童的看护和监管。

（2）儿童鼻腔异物多发而常见，请同仁们注意检查，加强与鼻炎、过敏性鼻炎等疾病的鉴别诊断。

（3）对儿童久治不愈，单则鼻腔阻塞、伴有鼻腔发臭的儿童更要高度警惕鼻腔异物的可能。一定要做进一步的检查，排除鼻腔异物的可能。

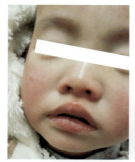
患儿左侧鼻腔流血

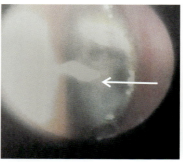
纤维鼻咽喉镜提示左侧鼻腔异物

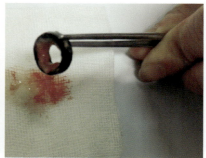
从儿童鼻腔里取出的黑色橡胶圈沾满了脓血

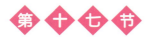 儿童鼻腔塑料花瓣异物病例

事发时间：2014年11月22日。

就医时间：患儿意外发生后3小时。

主诉：发现患儿鼻腔进入异物3小时。

病情简介：患儿，女，4岁。在家独自玩耍玩具，家长忙于家务，发现孩子哭叫并用手指挖鼻腔。家长询问孩子后得知孩子把刚才玩耍的塑料玩具塞入鼻腔，鼻子很痛，家长连忙查看孩子鼻腔，发现有一黄色物体阻塞在其中，家长立即带孩子来到笔者诊断室就医求治。

专科检查：患儿生命体征正常，鼻外观未见明显异常，前鼻镜检查发现左侧鼻腔有一黄色异物阻塞，右侧鼻腔未见异常。

辅助检查：纤维鼻咽喉镜检查提示左侧鼻腔有一黄色异物阻塞，右侧鼻腔未见异常。

内镜诊断：左鼻腔异物。

临床诊断：左侧鼻腔异物。

医疗处理：立即取出鼻腔异物。异物为一黄色塑料花瓣。

专家点评

喜爱玩具是儿童的天性，让孩子在玩耍玩具中增长智慧是我们让孩子玩玩具的初衷。当孩在玩耍玩具时知道玩具的玩法吗？孩子知道玩具的作用和功能吗？如果知道，孩子就不会把玩具的花瓣塞入鼻腔，如果孩子不知道，那么责任在谁？面对这些可以避免的意外伤害，我们的家长该做怎样的思考？

温馨提示

（1）请家长在购买玩具时务必看清楚玩具的说明书，买适合孩子年龄段的玩具。

（2）不要把让孩子玩耍玩具当成打发孩子的一种方式，孩子玩耍玩具时家长一定要在旁边监护、陪伴。当孩子在玩耍时出现不规范的动作和有危险时一定要及时制止，既让孩子玩得开心、愉快，也不让孩子有危险和意外。

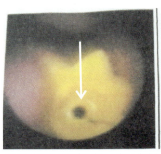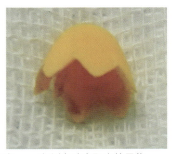

纤维鼻咽喉镜检查提示患儿左侧鼻腔有一黄色异物阻塞　　左侧鼻腔中取出的异物

第 十 八 节 儿童双鼻腔装饰腊梅花异物病例

事发时间：2015年6月10日。

事发地点：患儿家中。

主诉：家长发现患儿鼻腔流出蓝色液体1小时。

病情介简：患儿，男，3岁零2个月。1小时前患儿在家玩一束染色的假腊梅花。父母忙于家务，未在意患儿。突然孩子剧烈打喷嚏、用手挖鼻腔，家长发现患儿鼻腔流出淡蓝色液体，于是怀疑患儿鼻腔有异物，遂用电筒照孩子鼻腔，发现双鼻腔有一异物阻塞，于发病后1小时带孩子到笔者诊断室就医求治。

专科检查：患儿生命体征正常，左侧前鼻孔可见淡蓝色液体流出，双侧鼻腔可见异物阻塞，鼻腔通气受阻。

辅助检查：纤维鼻咽喉镜检查发现患儿双侧鼻腔有异物阻塞，左侧为蓝色异物，右侧为红色异物。

临床诊断：双侧鼻腔异物

医疗处理：

（1）尽快取出鼻腔异物。

（2）生理盐水冲洗鼻腔，减轻色素对鼻腔黏膜的刺激。

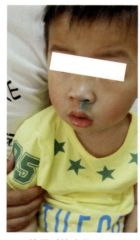
就医时的患儿

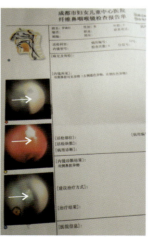
纤维鼻咽喉镜提示双侧鼻腔异物

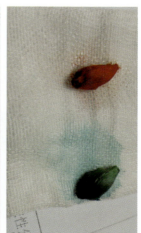
从患儿双侧鼻腔取出的
两朵装饰腊梅花

取出异物为两朵染色的装饰蜡梅花朵，蓝色、红色各一朵。蓝色异物位于左侧鼻腔，红色异物位于右侧鼻腔。

温馨提示

（1）家长朋友们，通过本病例警示家长应该吸取教训，凡是可能成为鼻腔异物的都应该引起高度重视。

（2）假蜡梅花是经过人工染色而成，染料对鼻腔黏膜具有较强的刺激，所以孩子在发生鼻腔异物后哭闹，剧烈打喷嚏，鼻腔流出淡蓝色液体而被家长及时发现，就医后取出异物，及时对鼻腔黏膜进行冲洗，让孩子的鼻腔黏膜没有受到较严重的伤害，这是值得庆幸的。

第十九节 儿童鼻腔塑料笔帽异物病例

时事发间：2015年1月26日。

事发地点：患儿家中。

第一就医时间：2015年1月26日。

第一就医医院：当地社区医院。

主诉：怀疑鼻腔进入异物3小时 。

病情简介：患儿，女，3岁。在家自行玩耍玩具时突然大声哭闹，家长连忙问孩子怎么了，孩子一只手拿着一个塑料子弹头样玩具，另一只手指着鼻子不说话，家长发现刚才孩子有两个同样的玩具，现在手里只有一个，家长认为孩子是把塑料子弹头样玩具塞到鼻子里去了，立即带孩子到当地社区医院就医，但受技术的限制，未能取出异物，建议将儿童转到笔者诊断室就医求治。

专科检查：患儿生命体征正常，哭闹，前鼻镜检查左侧鼻腔有可疑异物，因异物为透明塑料，与鼻腔分泌物混淆不能看清楚。

辅助检查：纤维鼻咽喉镜检查提示左侧鼻腔似有异物。

临床诊断：左侧鼻腔异物。

医疗处理：取出鼻腔异物。异物为一个塑料笔帽。

专家点评

（1）千万牢记玩具不是保姆，不要把孩子独自留给玩具。

（2）儿童玩耍玩具前家长一定要教育孩子，告知孩子玩具不能放在口中、鼻子里和耳朵里，培养孩子的安全意识，提高儿童玩耍玩具的安全性。

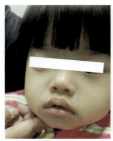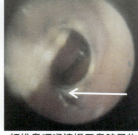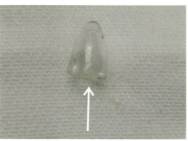

 儿童就医时　　 纤维鼻咽喉镜提示鼻腔异物　　 从儿童鼻腔中取出的塑料笔帽

第二十节　儿童鼻腔手机装饰铁钉异物病例

事发时间：2015年2月3日。

事发地点：患儿家中。

第一就医时间：事发当时及事发后第二天。

第一就医医院：成都市妇女儿童中心医院耳鼻咽喉科急诊。

主诉：家长怀疑鼻腔进入异物一天。

病情简介：患儿，女，3岁。一天前患儿拿着父母的手机在家独自玩耍，家长忙于家务，随后家长发现孩子不停用手挖鼻腔，手机丢弃在一旁，家长问孩子鼻子怎么了，孩子仍不停挖着鼻腔，家长连忙用手电筒照孩子的鼻腔，发现有一异物在鼻腔中，连忙带其到医院就医。医生检查后告知有异物，准备为孩子取出异物，但孩子极度不配合，未能取出异物。医生建议全身麻醉取出，家长不愿意，离开了医院。次日家长又将孩子带到笔者诊断室就医求治。

专科检查：生命体征平稳，患儿检查不配合，右侧鼻腔后部隐约可见异物阻塞，鼻腔较多脓性分泌物，左侧鼻腔未见异常。

辅助检查：纤维鼻咽喉镜检查发现鼻腔后部有异物，提示鼻腔异物。

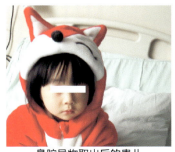 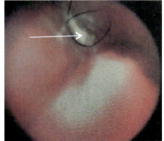 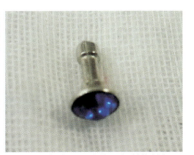

鼻腔异物取出后的患儿　　纤维鼻咽喉镜所示鼻腔异物　　从患儿鼻腔里取出的手机装饰铁钉

临床诊断：右鼻腔异物。

医疗处理：全身麻醉，取出鼻腔异物。异物为一枚手机装饰铁钉。

温馨提示

（1）一部小小的手机、一枚手机装饰钉让一个家庭笼罩在紧张、担忧、恐慌之中。

（2）孩子意外无处不在，家长的呵护、监管需无时无刻。

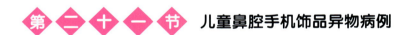 儿童鼻腔手机饰品异物病例

事发时间：2015年6月10日。

事发地点：患儿家中。

主诉：家长发现患儿鼻腔塞入异物2小时。

病情简介：患儿，女，2岁。2小时患儿在家玩弄母亲的手机，家长忙于家务，随后发现患儿频繁用手挖鼻腔，流涕、打喷嚏，家长发现手机上的饰品不见了，怀疑患儿将其塞入鼻腔，用电筒照孩子鼻腔，发现有一异物阻塞，于发病后2小时带孩子到笔者诊断室就医求治。

专科检查：患儿生命体征正常，左侧鼻腔可见一异物阻塞，鼻腔通气受阻，右侧鼻腔未见异常。

辅助检查：纤维鼻咽喉镜检查发现左侧鼻腔有一异物阻塞。

临床诊断：左侧鼻腔异物。

医疗处理：取出鼻腔异物。异物为手机的饰品。

温馨提示

（1）手机是成人的通信工具，不是儿童的玩具，请家长朋友们妥善保管好自己的手机，不要放在儿童随手可以拿到的位置。

（2）请不要把手机当玩具拿给儿童随意玩耍，手机上的小物件、小饰品更不能让儿童随手可以拿到。

（3）本书中已有2例手机饰品成为儿童鼻腔异物的意外，请家长们务必引起重视。

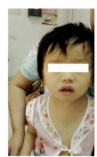
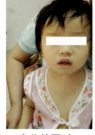
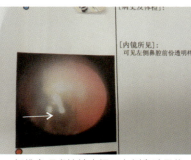
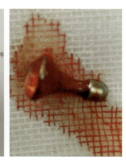

| 患儿就医时 | 纤维鼻咽喉镜检查提示左侧鼻腔异物 | 从患儿鼻腔取出的手机装饰品 |

第二十二节 **儿童鼻腔毛线球异物病例**

事发时间：不详。

就医医院：多家医院。

主诉：患儿左侧鼻阻，流脓涕，鼻腔发臭3月余。

病情简介：患儿，男，3岁。患儿于大约3月前无明显诱因鼻塞、流涕、鼻腔发痒，家长未引起重视。随后发现患儿频繁用手挖左鼻腔，夜间鼻塞严重，不能经鼻呼吸，出现张口呼吸，流涕、咳嗽，家长带孩子到医院就医，被诊断为过敏性鼻炎，给予治疗无效。之后又带孩子去另一家医院就医治疗，仍然被诊断为过敏性鼻炎，继续治疗，鼻塞、流脓涕仍无减轻，夜间不能入睡，常常被鼻塞憋醒，哭闹，不能入睡，家长带孩子去看中医，服中药，中医治疗仍无效果。家长闻到患儿鼻腔有臭味，又去另一家中医院就医治疗，仍无效，又改用西医治疗。患儿因鼻塞哭闹不能入睡，家长忧心如焚，带孩子到笔者诊断室就医求治，向笔者哭诉患儿3个月来的就医经过和痛苦的经历。

专科检查：患儿生命体征正常，可闻及鼻腔臭味，左侧鼻腔可见黑色物阻塞，附有较多脓性分泌物，鼻腔通气功能严重受阻，右侧鼻腔未见明显异常。

辅助检查：纤维鼻咽喉镜检查提示左侧鼻腔异物。

临床诊断：左侧鼻腔异物伴感染。

医疗处理：取出异物。异物为一团黑乎乎的东西，看不清为何物，应家长要求用镊子夹开，发现是毛线团。

专家点评

（1）面对从患儿鼻腔取出的黑乎乎、毛茸茸的异物，笔者和孩子的奶奶惊呆了。大家都无法辨认是何物，用镊子展开异物时才发现是一团黑色的毛线。孩子的奶奶问："孩子，你什么时候将这样的东西塞进鼻子的？"孩子说："是小朋友的衣服上的。"奶奶又问："哪里的小朋友？"孩子说："幼儿园的小朋友……"奶奶又问："怎么在你的鼻子里。"孩子说："我从小朋友衣服上摘下的。"

（2）一团毛线球阻塞在一个3岁大的孩子的狭小的鼻孔里3个月，孩子的家人担忧了3个月，孩子与家人为了解决孩子的鼻塞问题奔走在各大医院3个多月，延误了诊断和治疗的时机。

（3）儿童发生了鼻腔异物，自己不说，幼儿园的老师不知，家长也不知，这样的意外让儿童痛苦，让家长焦虑。

温馨提示

儿童鼻腔异物无处不在，异物的种类多种多样，请家长和幼儿园的老师加强监管和教育，共同预防儿童意外伤害。

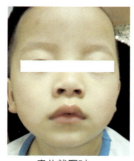
患儿就医时

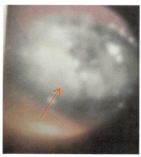
纤维鼻咽喉镜检查提示异物

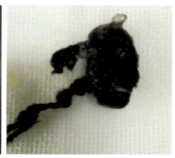
从患儿鼻腔里取出的毛线团

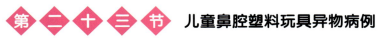

第二十三节 儿童鼻腔塑料玩具异物病例

事发时间：2015年4月1日。

事发地点：患儿家中。

就医时间： 2015年4月1日。

主诉：发现左侧鼻腔可疑异物3小时。

病情简介：患儿，男，2岁。父母忙于家务，将患儿放在家中一堆玩具面前，让患儿自行玩耍。家长忙完家务发现孩子不停用力挖鼻腔，打喷嚏，家长连忙将孩子抱到怀里检查，发现鼻腔似有异物阻塞，立即带孩子到笔者诊断室就医求治。

专科检查：生命体征正常，左侧鼻腔可见塑料异物阻塞，鼻腔通气受阻，右侧鼻腔未见明显异常。

辅助检查：纤维鼻咽喉镜检查发现左侧鼻腔被透明异物阻塞。

临床诊断：左侧鼻腔异物。

医疗处理：取出鼻腔异物。异物为一透明塑料块，形状似螺丝帽。

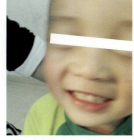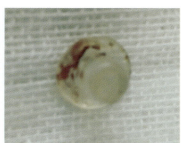

取出异物后孩子笑了　　纤维鼻咽喉镜检查提示左侧鼻腔中的塑料玩具　　从患儿鼻腔里取出的塑料异物

第二十四节 儿童左侧鼻腔塑料玩具钉异物病例

事发时间：2015年5月4日。

事发地点：患儿家中。

就医时间：2015年5月4日。

主诉：家长发现患儿鼻腔有异物，鼻出血1小时。

病情简介：患儿，女，2岁。患儿在家玩玩具，突然大声哭闹，用手挖鼻子，鼻腔流出鲜血，家长问患儿怎么了，孩子用手指着鼻子一直哭，家长找来电筒查看孩子鼻腔，发现有异物，立即将患儿送到笔者诊断室就医求治。

专科检查：患儿生命体征正常，左鼻可见鲜血流出，左鼻腔可见异物阻塞，右鼻腔未见异常。

辅助检查：纤维鼻咽喉镜镜检查提示左侧鼻腔异物。

临床诊断：左侧鼻腔异物伴鼻出血。

医疗处理：取出鼻腔异物。异物为塑料玩具钉。

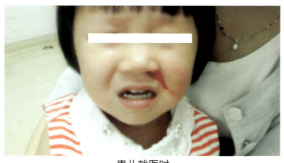
患儿就医时

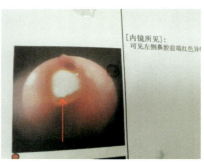
纤维鼻咽镜喉提示左侧鼻腔异物

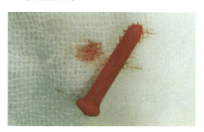
从患儿鼻腔里取出的塑料钉样异物

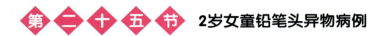

第二十五节 2岁女童铅笔头异物病例

事发时间：2018年3月8日。

事发地点：广西患儿家中。

最近就医时间：2018年3月17日。

主诉：铅笔戳穿左侧上唇12天。

病情简介：患儿女，2岁。一周前患儿手持铅笔时不慎跌倒，铅笔戳穿左侧上唇，鲜血直流。家长立即拔除铅笔，发现上唇开裂、出血，随即送孩子到当地医院就医。医生给予清创缝合处理，输液、抗感染治疗，但伤口肿胀严重，鼻腔流血、鼻塞。伤后第三天医生给予鼻腔CT检查，提示鼻腔异物，建议继续抗感染治疗后取出异物。治疗5天后当地医院告知家长风险较大，建议将患儿转上级医院取出异物。患儿家长立即带患儿到成都治疗，先后去了二家医院，最后来到笔者所在妇女儿童中心医院耳鼻咽喉头颈外科求医求治。

专科检查：患儿生命体征正常，上唇左侧肿胀，可见伤口已缝合，左侧鼻腔黏膜极度肿胀，较多分泌物，鼻腔受阻严重，右侧鼻腔肿胀较左侧稍轻，未见确切异物。

辅助检查：纤维鼻咽喉镜检查发现左侧鼻腔黏膜极度肿胀，较多分泌物，鼻腔受阻严重，右侧鼻腔肿胀较左侧稍轻，未见确切异物。

鼻部CT三维重建检查提示：左侧鼻腔异物。

临床诊断：左侧鼻腔、鼻中隔、右侧鼻腔、右侧眼眶、鼻颅底异物伴感染。

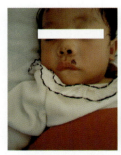
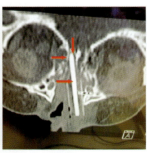
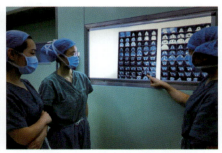

患儿就医时上唇左侧伤口　　CT提示鼻腔异物红色箭头所指　　手术前笔者带领团队再次查看 CT 片
已缝合，上唇肿胀

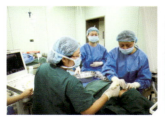

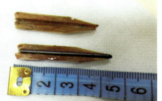

笔者在手术台上为患儿取异物　　　　取出的铅笔异物

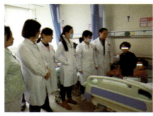

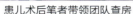

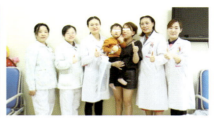

患儿术后笔者带领团队查房　　　　患儿出院时与医务人员合影

医疗处理：全身麻醉，鼻内镜下取出鼻腔异物。异物为一支铅笔。

术中所见：铅笔从上唇左侧戳穿左侧鼻底，斜向上穿通鼻中隔后上份到左侧眼眶纸板及筛顶到前颅底。鼻中隔大穿孔。

铅笔头长度约5厘米,直径约1.0厘米。由于铅笔在鼻腔停留时间太久，木质已腐烂，术中分二次取出。

专家点评

一截长约5厘米，直径约1.0厘米的铅笔头插入年仅2岁的孩子上唇左侧，通过左鼻腔，穿通鼻中隔进入右侧鼻腔，与眼球擦肩而过，直到前颅底，并在体内停留长达12天。这例鼻腔异物意外伤害是本书中异物最大、最长，损伤部位最多、最危险的一次耳鼻咽喉头颈异物意外伤害，通过医院多学科合作和耳鼻咽喉团队努力终于化险为夷。

温馨提示

希望家长通过这个病例吸取教训，不要把尖锐的物件随意放置，更不能让孩子手持尖锐物体奔跑或行走，因为孩子的平衡功能处于发育之中，容易跌倒。一定要监护好孩子，不要让孩子处于危险之中，不要让类似的事情再次发生。

该病例引起中央电视台（CCTV12频道"平安365"）的高度关注，进行了专题报道。

第四章　儿童鼻腔植物类异物

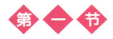 **儿童鼻腔植物类异物意外伤害概述**

植物类异物在儿童鼻腔异物中相对来讲是比较少见的，但是，树叶、花草、花果等植物类仍是儿童的喜爱之物，热爱大自然的家长也喜欢经常带孩子们到户外赏花、摘果。让儿童热爱大自然是应该的，但有的家长把孩子带到户外就不管不问，让孩子自由活动，独自玩耍。由于对孩子缺乏监管和看护，而且孩子缺乏危险意识，在玩耍时会发生一些让人难以想象的意外。树叶、花朵、花蕾等会进入儿童鼻腔，成为危险的鼻腔异物，有时会长时间停留在鼻腔，并在鼻腔腐烂、发臭，严重影响儿童的身体健康。

本章收录的病例能带给家长的一些启发和警示，让孩子远离意外和危险。

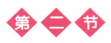 **儿童鼻腔花籽异物病例一**

事发时间：不详。

就医时间：2014年9月5日。

主诉：患儿左侧鼻腔阻塞1月余，鼻腔异味1周。

病情简介：患儿，男，4岁。1月前家长带患儿到小区花园里玩耍，当晚，患儿开始出现左鼻腔阻塞，呼吸不畅，无发烧、流脓涕、鼻痒、打喷嚏病状，当时家长未引起重视。之后患儿鼻塞逐渐加重，经常用手指挖鼻腔，偶尔鼻涕带血，打喷嚏、流涕，家长认为孩子是感冒、有热，给予患儿口服感冒药，但症状无好转；1周前患儿鼻塞更加严重，出现鼻腔发臭，异味明显，家长带患儿来到笔者诊断室就医求治。

专科检查：生命体征正常，患儿病情稳定，鼻外观无异常，查体可闻及鼻腔发臭，左侧鼻腔黏膜充血、肿胀，可见脓性分泌物，吸净鼻腔分泌物可见褐色异物阻塞鼻腔，鼻腔通气受阻。

临床诊断：左侧鼻腔异物伴感染。

医疗处理：取出鼻腔异物。异物为一粒完整的花籽。

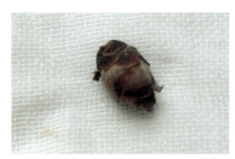

4岁儿童在小区花园里玩耍时塞入鼻腔的花籽

专家点评

（1）该例患儿左侧鼻阻长达1月，无上呼吸道感染诱因，后期鼻腔发臭，是典型的鼻腔异物的表现。

（2）由于家长缺乏对鼻腔异物的认识，未引起注意，等到鼻腔发臭才来医院就医，故延误诊断。

事后追问患儿家长，母亲回忆好像是孩子在小区的花园里玩耍回来的当天晚上就出现了鼻塞。

1周后孩子来笔者诊断室复诊，孩子的鼻腔不阻了，也不臭了，家长满意，孩子高兴。

笔者问孩子："是谁把花籽放进你的鼻腔呢？"

孩子回答说："我自己放进鼻腔的。"

笔者问："你为什么要把花籽放进鼻腔呢？"

孩子回答说："看动画片里的游戏，把花籽放进鼻腔，然后用力一吹就出来了。"

温馨提示

（1）动画片、少儿节目儿童喜爱，是儿童的精神食粮，对陪伴儿童成长有好处，但部分动画片的情节易误导儿童，家长需及时提醒、教导，避免盲目效仿，造成意外。

（2）好奇心、模仿力是儿童的天性，他们的好奇心无处不在，模仿力随处可见。亲爱的家长朋友们，保护好孩子的好奇心，鼓励儿童模仿的同时，要教育孩子正确的是非观，也要注意孩子的安全教育，防止意外伤害的发生。

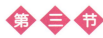
第 三 节　儿童鼻腔花籽异物病例二

事发时间：不详。

就医医院：成都市妇女儿童中心医院。

主诉:患儿左侧鼻腔阻塞、流涕2周。

病情简介：患儿，女，2岁。患儿左侧鼻塞、流涕2周，无发烧、流脓涕、咽痛症状，家长未引起重视，未给予治疗。之后鼻塞逐渐加重，伴流涕、鼻痒、打喷嚏等症状，家长认为孩子患了鼻炎，到医院就医，被诊断为鼻炎，给予治疗后症状无好转，仍鼻塞、流涕严重，于2015年3月23日到笔者诊断室就医求治。

专业检查：患儿表情痛苦，左鼻腔可见分泌及异物阻塞，通气受阻，可闻及异味。

辅助检查：纤维鼻咽喉镜检查提示左侧鼻腔异物，伴感染。

临床诊断：左鼻腔异物伴感染。

医疗处理：取出鼻腔异物。异物为一粒花籽。

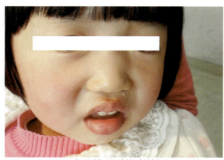

患儿就医时的表情

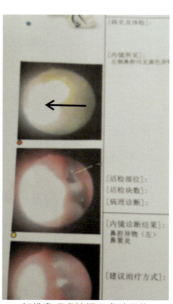

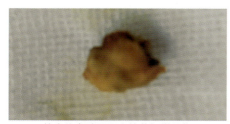

从患儿鼻腔里取出的花籽样异物　　　纤维鼻咽喉镜提示鼻腔异物

儿童鼻腔花籽异物病例三

事发时间：2015年4月15日。

事发地点：幼儿园。

就医时间：事发后立即就医。

主诉：发现孩子将花籽塞入鼻腔2小时。

病情简介：患儿，男，3岁。同学发现该患儿把花园里捡来的花籽往鼻子里塞，报告老师后，老师立即制止患儿，随后患儿不停地用手指挖鼻腔，老师怀疑孩子鼻腔里已塞入了异物，告知家长后，家长将孩子送到笔者诊断室就医求治。

专科检查：患儿生命体征正常，左侧鼻腔可见异物阻塞，通气受阻，右侧鼻腔未见异常。

辅助检查：纤维鼻咽喉镜检查提示左侧鼻腔异物。

临床诊断：左侧鼻腔异物

医疗处理：取出鼻腔异物。异物为一粒花籽。

专家点评

（1）幼儿园是儿童的乐园，是儿童成长的摇篮。由于孩子较多，老师可能照顾不过来，孩子在花园里将花籽塞进了鼻孔，幸好被同学发现，及时报告了老师，家长及时将孩子带到医院及时取出。

（2）希望幼儿园老师从本病例中吸取教训，加强对儿童的管理和教育，防止儿童意外的发生，让每一个孩子在幼儿园都是安全的。

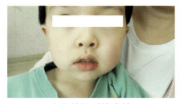 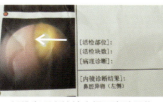 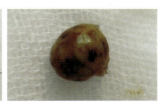

患儿就医时的表情　　纤维鼻咽喉镜检查提示鼻腔异物　　从患儿鼻腔里取出的花籽异物

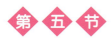 **儿童鼻腔花籽异物病例四**

事发时间：2015年5月12日。

事发地点：幼儿园。

主诉：发现鼻腔异物1天。

病情简介：患儿，女，4岁。从幼儿园回家后，家长发现孩子频繁用手挖鼻腔、打喷嚏，问孩子是不是感冒了，孩子说："我的鼻子里有东西。"家长问："怎么会有东西呢？"孩子说："是小朋友给我放进去的。"家长立即把孩子带到成都市妇女儿童中心医院耳鼻咽喉头颈外科急诊就医，未发现异物，建议次日行纤维鼻咽喉镜检查。次日家长把孩子带到笔者诊断室就医求治。

专科检查：患儿生命体征正常，前鼻镜检查右侧鼻腔未见异物，可见较多分泌物，通气受阻，左侧鼻腔未见明显异常。

辅助检查：纤维鼻咽喉镜检查提示右侧鼻腔异物，左侧未见异常。

临床诊断：右侧鼻腔异物。

医疗处理：取出鼻腔异物。异物为一粒花籽。

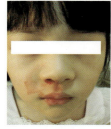 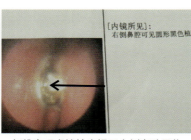 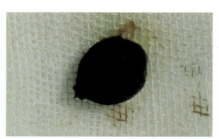

患儿就医时的表情　　　纤维鼻咽喉镜检查提示右侧鼻腔异物　　　从患儿鼻腔里取出的花籽样异物

第五章 儿童鼻腔废弃物类异物

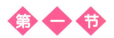 **儿童鼻腔废弃物类异物意外伤害概述**

儿童的世界多姿多彩，充满乐趣，任何一种东西，即使是废弃的物品，在儿童手里都可能成为有趣的玩具，同时也可能成为危害儿童健康的异物。在我们看来不可能的事情，对于儿童却是很自然的事。一张废弃的糖纸、一块废弃的泡沫、一卷卫生纸、一块废弃的塑料片等，在儿童手里既新鲜，又充满想象，但同时也充满危险和意外。

家长朋友们，请妥善保管、处理好生活中的废弃物品，教育孩子不能玩耍，更不能放进鼻腔。

本书收集的儿童鼻腔异物中的废弃物品具有典型的教育意义，希望家长们从中吸取教训，希望同仁们注意儿童鼻腔异物的及时诊断，避免延误诊断，提高对鼻腔异物的准确、及时诊断。

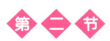 **儿童鼻腔纸团异物病例一**

事发时间：2014年11月9日。

就医时间：事发当天。

主诉：家长发现患儿鼻腔进入纸团异物1天。

病情简介：患儿，男，3岁。于就医前一天在家手拿一张纸质发票自行玩耍，家长在一旁看电视，随后发现患儿不停打喷嚏，用手不停挖鼻腔，家长发现患儿手中玩耍的发票不见了，询问孩子发票去哪里了，患儿用手指着鼻孔，家长用电筒照其鼻孔，发现右侧鼻腔有异物阻塞，于是用手指去挖孩子的鼻腔，试图掏出鼻腔异物，但无法掏出，患儿连续打喷嚏、鼻塞。次日，家长带孩到笔者诊断室就医求治。

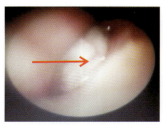
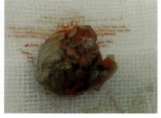

纤维鼻咽喉提示鼻腔异物　　　　　取出鼻腔异物

专科检查：患儿生命体征正常，右侧鼻腔较多分泌物，鼻腔黏膜充血、肿胀，前鼻镜下未见明确异物，吸尽鼻腔分泌物后行纤维鼻咽喉镜检查。

辅助检查：纤维鼻咽喉镜检查提示右鼻腔异物。

临床诊断：右侧鼻腔异物。

医疗处理：取出右鼻腔异物。异物为一团纸。

专家点评

儿童好动、好玩、无知、无畏，在家长身边自行玩耍都发生鼻腔异物意外，由此看来，儿童意外伤害真是无处不在。

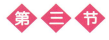 **儿童鼻腔纸团异物病例二**

事发时间：不详。

主诉：左鼻反复出血伴鼻腔发臭2周。

病情简介：患儿，女，3岁。患儿无明显诱因左鼻阻塞，伴左鼻腔反复出血，无发烧、鼻痒，不伴流清涕，未给予治疗。随后鼻塞逐渐加重，开始闻到鼻腔发臭，出血更加频发，伴流脓涕，于2015年3月16日上午到笔者诊断室就医求治。

专科检查：患儿生命体征正常，左侧鼻腔可见血性分泌物溢出，前鼻镜检查发现左侧鼻腔有异物阻塞，有较多分泌物附着，鼻腔通气受阻，右鼻腔未见异常。

辅助检查：纤维鼻咽喉镜检查提示鼻腔异物阻塞。

临床诊断：左侧鼻腔异物伴感染，并发鼻出血。

医疗处理：取出鼻腔异物。

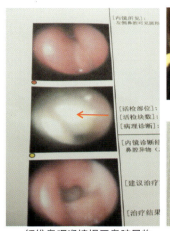
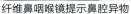
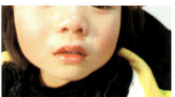
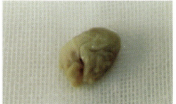

鼻腔异物儿童

纤维鼻咽喉镜提示鼻腔异物　　　　从患儿鼻腔里取出的纸团异物

 儿童鼻腔塑料泡沫异物病例一

事发时间：不详。

主诉：鼻塞、流涕、鼻腔发红、发痒3月。

病情简介：患儿，女，2岁。于3个月前出现右侧鼻塞、流涕、发痒，无发烧症状家长未在意。随后鼻塞逐渐加重，伴流脓鼻涕，患儿不停用手指挖鼻腔，家长带孩子去医院就医，被诊断为过敏性鼻炎、鼻窦炎，给予药物口服及鼻腔滴药治疗，治疗2个月，病情无好转，患儿鼻腔流出血性分泌物，鼻腔出现臭味，鼻孔发红。家长再次带患儿去医院就医，加用抗生素治疗，仍无效。1周前，患儿鼻腔皮肤发红，糜烂加重，家长为患儿洗脸时患儿诉鼻子痛，家长更加担心，于2014年11月17日到笔者诊断室就医求治。

专科检查：患儿生命体征正常，哭闹，检查不配合，双侧鼻前庭、上唇皮肤充血、糜烂，右侧鼻腔可见血性分泌物流出，鼻部发臭严重。前鼻镜检查见右侧鼻腔充血、肿胀，较多分泌物阻塞，隐约可见异物阻塞，触之软，鼻腔通气受阻，左侧鼻腔未见异常。

辅助检查：纤维鼻咽喉镜检查可见右侧鼻腔充血、肿胀，较多分泌物，可见灰白色异物阻塞。

临床诊断：右侧鼻腔异物伴感染。

医疗处理：取出鼻腔异物。异物为一块高度发胀的泡沫，浸透着鲜血。

专家点评

（1）儿童对一块不起眼的普通泡沫充满了好奇或幻想，在玩耍间不知不觉放入鼻腔，自己不讲，家长不知道。

（2）当鼻塞、流血了才到医院去就医，焦虑的家长、忙碌的医生，不配合的孩子使诊断更加困难。

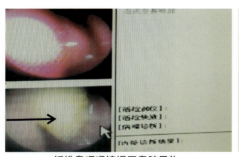
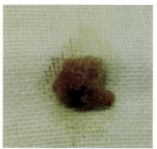

纤维鼻咽喉镜提示鼻腔异物　　　　患儿鼻腔里取出的泡沫异物

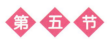 **儿童鼻腔塑料泡沫异物病例二**

事发时间：不详。

主诉：右侧鼻塞、鼻腔发臭出血1周。

病情简介：患儿，男。家长诉患儿无明显诱因右侧鼻阻，无发烧、流脓涕、咳嗽症状，家长未给予重视。之后患儿鼻塞逐渐加重，出现流脓涕，家长带孩子去医院就医，被诊断为感冒，感冒药物治疗无效，患儿鼻塞无好转，家长闻到孩子鼻腔发臭，又带孩子就医，被诊断为鼻炎、鼻窦炎，给予鼻炎、鼻窦炎药物治疗仍无

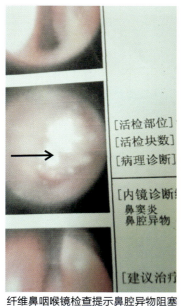

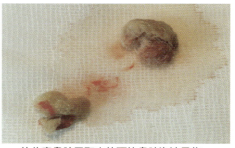

笔者为孩子取出鼻腔异物

纤维鼻咽喉镜检查提示鼻腔异物阻塞　　从儿童鼻腔里取出的两块鼻腔泡沫异物

效。随后患儿出现右鼻反复出血、打喷嚏，洗脸时经常发生鼻腔出血，家长于2015年3月11日到笔者诊断室就医求治。

专科检查：患儿生命体征正常，可闻鼻腔发臭，鼻前庭处可见血性分泌物流出，右侧鼻腔黏膜充血、肿胀，可见灰白色物阻塞及分泌物附着，鼻腔通气受阻，左侧鼻腔未见明显异常。

辅助检查：纤维鼻咽喉镜检查发现鼻腔可疑异物阻塞。

临床诊断：鼻腔异物伴感染，鼻出血。

医疗处理：立即取出鼻腔异物。异物为两块泡沫。

专家点评

小小的鼻孔塞入两个异物，致使孩子鼻塞，不能呼吸。两块发胀的泡沫浸透着孩子的鲜血，也浸染着家长的担心和痛苦。

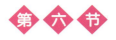 **儿童鼻腔塑料泡沫异物病例三**

事发时间：不详。

首次就医时间：1月前。

就医医院：3家医院。

主诉：患儿鼻塞、流脓涕1月，鼻腔发臭、鼻出血1周。

病情简介：患儿，女，3岁。1月前患儿无明显诱因出现右鼻腔流脓涕、鼻塞，无发烧、咳嗽、咽痛等感冒症状，家长自认为是感冒，给予服药治疗无效，随后又到医院就医，被诊断为鼻炎、鼻窦炎，治疗无效。1周前患儿出现鼻腔发臭、鼻涕带血，家长又带孩子尝试中药治疗，鼻腔发臭的症状仍无好转，鼻出血加重，于2015年1月21日来到笔者诊断室就医求治。

专科检查：患儿生命体征正常，右侧鼻腔可见血性分泌物溢出，右侧鼻腔内可见较多脓性分泌物及异物阻塞，右鼻通气受阻，鼻腔恶臭难闻，左鼻腔未见明显异常。

辅助检查：纤维鼻咽喉镜检查发现右侧鼻腔有较多分泌物及异物阻塞，鼻腔黏膜充血、肿胀，通气受阻；左侧鼻腔未见明显异常。

临床诊断：右侧鼻腔异物伴感染。

医疗处理：取出鼻腔异物。异物为一块泡沫。

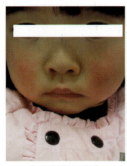
患儿就医时鼻腔
流出血性分泌物

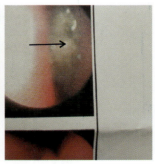
纤维鼻咽喉镜检查提示鼻腔异物

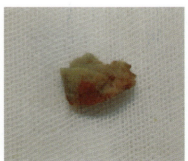
从患儿鼻腔里取出的泡沫

儿童鼻腔碎木渣异物病例

事发时间：不详。

主诉：鼻阻、鼻痒、打喷嚏2个月，鼻臭2天。

病情简介：患儿，女，2岁。患儿于2个月前开始出现鼻塞、鼻痒、打喷嚏，无发烧、流涕，家长未及时治疗。患儿鼻塞加重，打喷嚏频发，还频频用手指挖鼻腔，家长带孩子去医院就医，被诊断为过敏性鼻炎，并按过敏性鼻炎治疗1个月，症状无好转，家长未继续治疗，仍鼻塞、流涕。2天前，家长闻到孩子鼻腔发臭，无鼻出血，于2014年12月3日到笔者诊断室就医求治。

专科检查：患儿生命体征正常，鼻外观未见明显异常，前鼻镜检查发现右侧鼻腔有乳白色异物阻塞，较多脓性分泌物，鼻腔黏膜充血、肿胀明显；左侧鼻腔未见明显异常。

辅助检查：纤维鼻咽喉镜检查发现右侧鼻腔有乳白色异物阻塞，较多脓性分泌物。内镜诊断右侧鼻腔异物。

临床诊断：右侧鼻腔异物伴感染。

医疗处理：取出鼻腔异物。异物为一不规则碎木块。

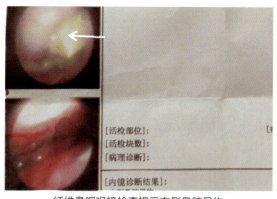

纤维鼻咽喉镜检查提示右侧鼻腔异物

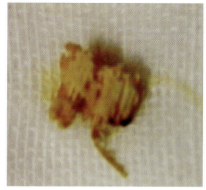

从患儿鼻腔里取出的碎木块

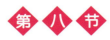 儿童鼻腔纤维球异物病例

事发时间：不详。

就医医院：4家医院。

主诉：鼻阻、鼻腔发臭2个月伴鼻出血。

病情简介：患儿，男，2岁。家长诉2个月前患儿在家中自行玩毛绒玩具，随后患儿出现右鼻塞、流涕、鼻腔发痒、打喷嚏，家长未引起重视。之后患儿右鼻塞逐渐加重，伴鼻涕带血，到多家医院就医治疗，被诊断为鼻炎、鼻窦炎，给予相应治疗后无效，治疗期间出现鼻腔发臭，流脓鼻涕增加，又到另外两家医院就医，但治疗仍无效。2015年1月11日到医院就医行电子鼻咽喉镜检查，提示右侧鼻腔较多脓性分泌。2015年1月12日家长带患儿到笔者诊断室就医求治。

专科检查：患儿生命体征正常，鼻腔恶臭，右侧鼻腔较多脓性分泌物，鼻腔通气功能受阻；左鼻腔未见明显异常。

电子鼻咽喉镜检查提示右侧鼻腔中鼻道有脓性分泌物，患儿无法配合，不能吸出分泌物。

专家点评

（1）该例患儿玩耍时将毛绒玩具上的纤维绒球在塞入鼻腔，但家长却不知晓。

（2）当患儿出现鼻塞、流涕、打喷嚏才去就医治疗，历时长达2个月之久。多家医院均诊断为过敏性鼻炎、鼻窦炎。

（3）儿童鼻炎、鼻窦炎与鼻腔异物需要注意鉴别。

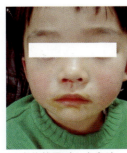
患儿就医时，右鼻腔可见血性分泌物流出

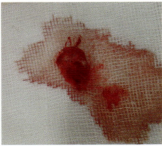
从患儿鼻腔里取出的纤维球异物

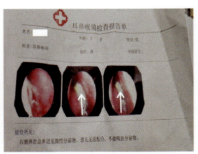
电子鼻咽喉镜检查提示鼻腔异物

第 九 节 儿童鼻腔塑料异物病例一

事发时间：不详。

就医时间：多次反复。

就医医院：多家医院。

主诉：患儿鼻塞、发痒、流清涕1个月。

病情简介：患儿，男，3岁。无明显诱因于1个月前开始出现左侧鼻塞、鼻痒，频发打喷嚏、流清涕，无呼吸困难，无哮喘发作，无荨麻疹病史。患儿在当地一家医院就医，被诊断为过敏性鼻炎，并按过敏性鼻炎给予治疗，治疗无效，患儿鼻塞逐渐加重，频发打喷嚏、流清涕，家长又带患儿到另一家医院就医，仍被诊断为过敏性鼻炎，给予鼻腔喷药治疗，症状仍无好转。家长带患儿于2015年5月11日来到笔者诊断室就医求治。

专科检查：患儿生命体征正常，鼻腔黏膜充血，肿胀明显，较多分泌物，鼻腔阻塞严重。

辅助检查：纤维鼻咽喉镜检查提示鼻腔黏膜苍白、肿胀改变，未提示异物。

鼻腔负压吸引：根据纤维鼻咽喉镜检查结果，给予鼻腔负压吸引后再次检查，发现可疑异物。

医疗处理：取出鼻腔异物。取出的塑料异物本来是折叠的，孩子的母亲把它展

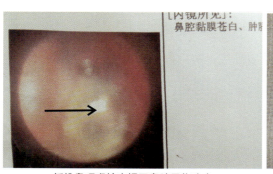

纤维鼻咽喉检查提示鼻腔异物改变

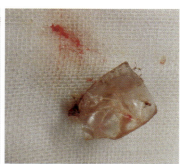

从患儿鼻腔里取出的异物

开一看吓一跳，责问孩子："你什么时候放进去的啊，怪不得你的鼻子那么塞，一直都医不好，原来有这么大一块塑料在里面。"

母亲长长叹了一口气，衷心地对笔者说了一声"谢谢！"如释重负地离开了诊断室。

当纤维内镜辅助检查结果与临床诊断不符时，作为医生更要小心谨慎，不要轻易否定异物的可能。

第十节 儿童鼻腔塑料异物病例二

事发时间：不详。

首次就医时间：3个月前。

就医医院：多家医院。

主诉：右侧鼻塞、鼻痒、打喷嚏、流清涕、鼻腔发臭3个月。

病情简介：患儿，男，2岁。3个月前患儿鼻塞、连续打喷嚏、流水样涕，家长误认为是感冒，自己在家给予感冒药口服，患儿鼻塞、流涕无明显好转，鼻塞逐渐加重。家长又带孩子看中医，被诊断为过敏性鼻炎，服中药治疗，但症状无好转。随后家长闻到患儿鼻腔发臭，再次采用中医治疗，被诊断为肺热，服用中药清热治疗，但患儿右侧鼻塞、鼻腔异味、流脓涕、鼻痒、频发打喷嚏等症状仍无好转，并频繁用手挖鼻腔。2015年6月1日家长带患儿来到笔者诊断室就医求治。

专科检查：患儿哭闹，生命体征正常，前鼻镜检查可闻及鼻腔恶臭，右侧鼻腔有可疑异物，鼻腔通气受阻，鼻腔较多脓性分泌物；左侧鼻腔未见明显异常。

辅助检查：纤维鼻咽喉镜检查提示鼻腔异物。

临床诊断：右侧鼻腔异物伴感染。

医疗处理：门诊局部麻醉下取出鼻腔异物。异物为半透明的塑料块，附着许多脓性分泌物，伴恶臭。

家长面对这样一块导致孩子鼻塞、鼻腔发臭的异物惊讶而不解，要求笔者将异物展开再看看，异物如下图所见。

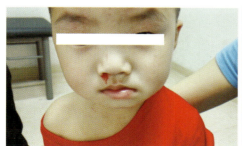

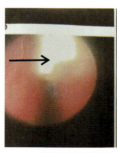

患儿就医时照片　　　　　　　　　　纤维鼻咽喉镜检查提示鼻腔异物

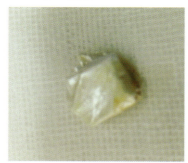
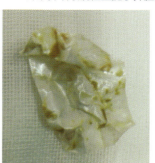

从患儿鼻腔里取出一块厚厚的折叠塑料块　　展开后的异物

专家点评

（1）儿童鼻腔异物多发而常见，种类繁多，家长和老师们应该引起高度重视。在对待儿童鼻腔异物的症状、体征上应该加强认识。

（2）鼻腔异物与过敏性鼻炎的鉴别：过敏性鼻炎与鼻腔异物在症状上有一些相似之处，故在临床上如不仔细辨别，容易误诊。由于异物刺激鼻腔黏膜，导致患儿鼻腔黏膜肿胀、阻塞鼻腔，患儿出现鼻塞；异物刺激鼻黏膜出现鼻痒、打喷嚏等症状，与过敏性鼻炎的过敏症状相似，容易误诊为过敏性鼻炎。

（3）按过敏性鼻炎久治不愈，家长又改看中医，由于出现了鼻腔发臭，中医诊断为肺热并给予治疗。在反复的就医过程中异物在孩子的鼻腔停留了长达3个月之久。

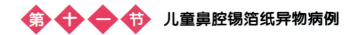

第十一节　儿童鼻腔锡箔纸异物病例

事发时间：不详。

就医时间：多次反复。

就医医院：跨省4家医院。

主诉:右侧鼻塞、鼻腔异味、流脓涕3个月。

病情简介：患儿，男，3岁。3个月前家长闻到患儿鼻腔发臭，经观察发现患儿右侧鼻塞、鼻腔严重臭味、流脓涕，伴鼻痒、频发打喷嚏，无呼吸困难，无哮喘发作，无荨麻疹病史，随后带孩子到当地一家省级医院就医，被诊断为过敏性鼻炎、鼻窦炎，并按过敏性鼻炎、鼻窦炎给予治疗，患儿鼻塞无好转，且逐渐加重，频繁打喷嚏，流清涕及脓涕，家长又带患儿到另一家医院就医，给予鼻内镜检查提示鼻腔异物，但取出困难，建议转上级医院就医。家长带孩子到另一省级医院要求取出鼻腔异物，该院建议患儿转笔者所在医院就医。

门诊医生为患儿行前鼻镜检查未发现异物，考虑异物已脱出，故门诊医生再次为患儿行纤维鼻咽喉镜检查。

辅助检查：纤维鼻咽喉镜检查提示鼻腔异物。

临床诊断：右侧鼻腔异物伴感染。

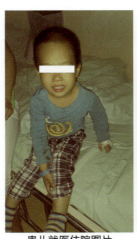

患儿就医住院图片

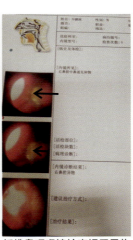

纤维鼻咽喉镜检查提示异物

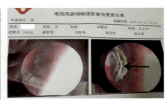

外院电子鼻咽镜检查提示异物图

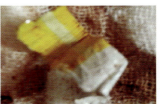

从患儿鼻腔里取出的异物

医疗处理：门诊局部麻醉下取出鼻腔异物。

患儿特殊情况：

（1）由于患儿鼻腔异物的时间较长，并发鼻部感染充血较严重。

（2）患儿鼻腔异物的位置已深入鼻腔后部接近鼻咽部。

（3）患儿年龄较小，对检查治疗不配合，故取出困难。于是采取全身麻醉下取出鼻腔异物。右侧鼻腔后部近鼻咽部处可见黄色金属样异物阻塞，鼻腔黏膜充血、肿胀，较多脓性分泌。

取出鼻腔异物为一片淡黄色锡箔纸。

专家点评

该例患儿鼻腔发臭3月余，辗转奔波于两省四家医院，长途跋涉，家长辛苦、孩子痛苦。

该病例的呈现再次为我们敲响警惕儿童鼻腔异物的警钟。

第六章　儿童鼻腔腐蚀性异物

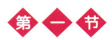 **儿童鼻腔腐蚀性异物意外伤害概述**

　　儿童鼻腔腐蚀性异物是儿童鼻腔异物中最严重的一类，临床上常见于纽扣电池和一些具有腐蚀作用的异物，但以纽扣电池为多见。由于纽扣电池有强烈的腐蚀作用，停留在鼻腔时间过长，导致鼻出血、鼻腔粘连、鼻中隔穿孔等并发症，有的孩子幸运，能及时发现，及时取出，未导致严重并发症，但有些孩子没有被及时发现，异物长时间停留在鼻腔，导致鼻黏膜严重损伤，发生鼻塞、鼻痛、鼻腔反复出血，才引起家长的关注，就医时已给孩子造成严重的伤害。

　　以下我们通过一些病例警示家长和老师，也告诉我们的同行。请家长们妥善处理好已用过的或未使用过的纽扣电池，同时也要将电动玩具里的电池保管好，避免儿童接触、玩耍；教育好孩子，不要将其放入鼻腔、口腔，或误咽入食管，酿成严重的意外伤害。

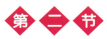 **儿童鼻腔纽扣电池异物病例**

　　事发时间：2015年1月2日。

　　事发地点：患儿家中。

　　主诉：发现鼻腔进入异物，鼻腔疼痛4小时。

　　病情简介：患儿，男，4岁。患儿在家自行玩玩具，家长忙于家务，突然听到患儿剧烈哭闹，家长连忙跑过去，见患儿哭闹并不停用手挖鼻子，家长问孩子怎么了，孩子用手指着鼻子说："鼻子痛、鼻子痛……"家长发现其右鼻孔有一黑褐色的东西阻塞，问孩子塞了什么东西进鼻子，孩子指着玩具车里的一颗电池说："是这个……"家长立即将孩带到当地医院就医要求取出孩子鼻腔异物，但医生反复几次未能取出异物，建议孩子转到上级医院就医。发病后4小时，家长带孩子来到笔者诊断室就医求治。

　　专科检查：患儿生命体征正常，不停哭闹，不配合检查，医生无法看清鼻腔是

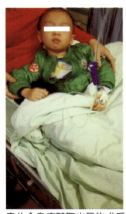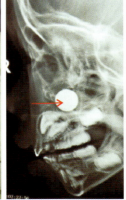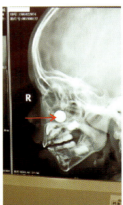

患儿全身麻醉取出异物术后　　　鼻部DR提示鼻腔异物

否有异物。

辅助检查：鼻部DR拍片提示鼻腔后部有圆形异物。

影像学诊断：鼻腔异物。

临床诊断：右侧鼻腔异物。

医疗处理：立即取出鼻腔异物。

特殊情况：

（1）由于患儿极度不配合，取出困难。

（2）患儿已在其他医院取过异物，鼻腔黏膜已高度肿胀，不能看清异物，增加了取出的难度。

（3）鼻部DR拍片提示异物位于鼻腔后部，取出难度较大。

局部麻醉不能完成该异物取出，建议全身麻醉下取出鼻腔异物。

术中见右侧鼻腔后部近鼻咽部处有异物阻塞。鼻腔黏膜充血、肿胀严重。

取出异物为一颗圆形纽扣电池，直径约1.0厘米。

术后处理：生理盐水反复冲洗鼻腔。

专家点评

值得庆幸的是这名患儿的哭闹声引起了家长的注意，更值得庆幸的是这个孩子能向家长表述自己的疼痛感觉和疼痛部位，也能向家长说出是电池塞入鼻腔，从而能得到及时的就医治疗。

温馨提示

警惕孩子在玩耍玩具时的意外伤害和危险，远离腐蚀性物品，让你的孩子远离危险和意外。

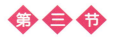

第 三 节　儿童鼻腔高锰酸钾药片腐蚀伤病例

事发时间：2015年1月1日。

事发地点：患儿家中。

主诉：患儿将高锰酸钾片塞入鼻腔3小时。

病情简介：患儿，男，2岁。患儿在家自行玩耍，父母等在另一间房间，突然听到患儿大声哭闹，家长连忙跑过去看患儿，患儿剧烈哭闹，并用手指着鼻子，家长发现孩子手里有一粒高锰酸钾药片，再看看孩子的鼻腔，发现鼻腔有一黑色物阻塞，怀疑是高锰酸钾药片，立即到当地一家医院就医，发现左鼻腔有异物，建议转上级医院。发病3小时后患儿来到笔者诊断室就医求治。

专科检查：生命体征正常，患儿剧烈哭闹、烦躁，左侧鼻前庭皮肤可见充血、肿胀、糜烂，左鼻腔内可见红色高锰酸钾药片色液体溢出。鼻腔检查可见溶解的高锰酸钾药片，未见完整的高锰酸钾药片。

医疗处理：立即采用生理盐水行鼻腔冲洗，直至无高锰酸钾药片色液体溢出。

专家点评

（1）高锰酸钾药片是腐蚀性极强的药物，家长应该妥善保管。该例患儿自行拿到家中的高锰酸钾药片塞入鼻腔，导致鼻腔严重腐蚀伤。

（2）意外发生后，家长可以在家立即用温开水冲洗孩子的鼻腔，尽量让孩子往外擤鼻涕，将塞入鼻腔的药片擤出来。

温馨提示

（1）妥善保管好家里的药物，不要让儿童随便接触。

（2）监护看管好活泼、好动、好奇的孩子，不要让孩子处在危险之中。

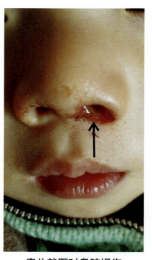

患儿就医时鼻腔损伤

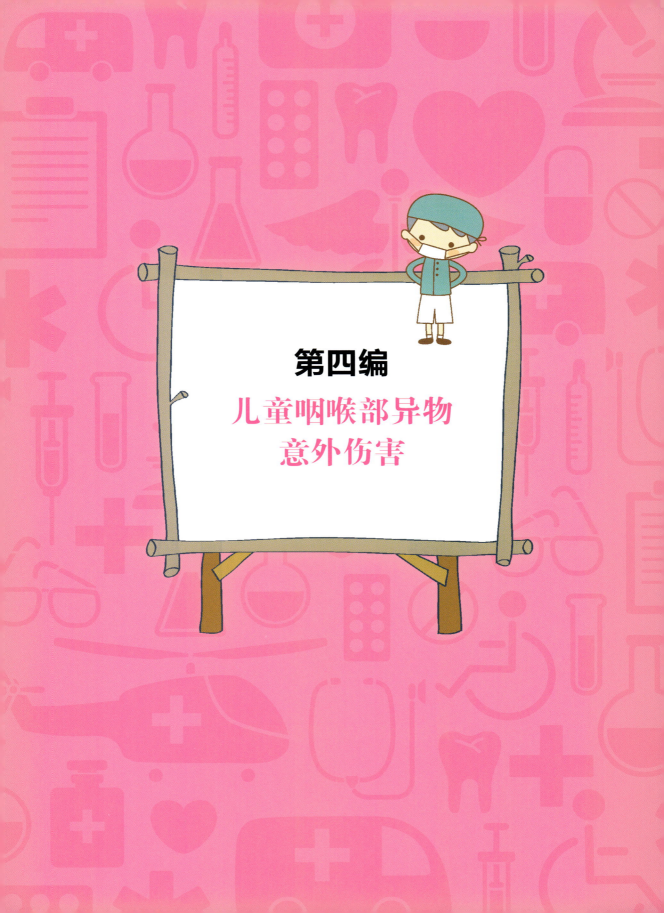

第四编

儿童咽喉部异物
意外伤害

第一章　儿童咽喉部异物相关问题

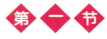 **儿童咽喉部异物意外伤害概述**

　　咽喉部是人体重要的解剖位置，也是儿童最易发生异物误食、误咽之处。由于儿童咽喉部的机能发育不健全、不完善，不易分辨口中的食物或异物，吞咽动作一旦发起就不能停止，加上儿童的吞咽功能和咀嚼功能发育不健全等原因，容易发生咽喉部异物。儿童发生咽喉部异物后受表达能力的影响，表述不清，导致咽喉部异物的误诊或延迟诊断，给儿童的身心健康造成极大的影响。了解儿童咽喉部异物的特点，临床上才能对儿童咽喉异物及时、准确地诊断和处理。

 儿童咽喉部异物的种类

　　儿童咽喉部异物的种类繁多，凡是可以被儿童拿到手里、放进口里的物品都可以被儿童误咽或误吸至咽喉部，导致儿童咽喉异物。本书所呈现的异物有鱼刺（骨）、玩具碎片、猪骨、葵瓜子壳、塑料薄膜等，其中鱼刺（骨）、猪骨等是由监护人不小心喂到孩子口中的，其余的异物都是孩子自行放入口中误咽或误吸。由此可见儿童的咽喉部异物更多的是在儿童缺乏监管和看护的情况下发生的，通过对异物种类的呈现，可提高家长对儿童咽喉部异物的认识和了解，更好地预防儿童咽喉异物的发生。

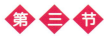 **儿童为什么容易发生咽喉部异物**

　　儿童咽喉部异物意外伤害是儿童耳鼻咽喉头颈外科常见的意外，儿童为什么容易发生咽喉部异物呢？这是家长们非常关心的问题，儿童容易发生咽喉部异物主要

与儿童的年龄相关，也与儿童的咽喉部解剖结构有关。儿童认识世界不仅通过眼睛去看，也喜欢用手去触摸，用口去尝，但因为年龄的原因，儿童缺乏对食物和异物的辨别和感知，不知何为食物，何为异物。当异物进入咽喉部时又不能及时辨别吐出，吞咽而导致咽喉异物，所以儿童比成人更容易发生咽喉异物。

儿童由于受言语发育的限制，不能准确表达咽喉异物的症状，所以当儿童发生咽喉异物意外伤害时不能像成人那样能及时就医和治疗，容易导致延迟诊断或误诊。

通过对儿童咽喉部异物意外伤害病例的呈现，让我们能够了解儿童发生咽喉部异物的生理基础及意外发生后的临床表现、症状特征，及时就医、及时处理，以免导致严重的并发症，将儿童的咽喉部异物伤害降到最低。

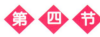 **儿童发生咽喉部异物后的临床表现**

当儿童发生咽喉部异物后有哪些临床表现？这也是值得我们关注的问题，当儿童发生咽喉部异物后可能会有一些特殊的临床表现，这与咽喉部的结构和神经的分布是密切相关的，主要表现为：

（1）干呕：当异物停留在咽喉部刺激咽喉部时，患儿可表现为不同程度的呕吐或干呕。

（2）唾液外溢：由于咽喉部有异物，影响患儿吞咽，患儿可表现为唾液外溢（流口水）。

（3）不愿进食或进食后呕吐：咽部为呼吸道和消化道的共同通道，由于异物停留在咽喉部时食物经过咽部，患儿会感到不适，所以表现为不愿进食或进食后呕吐等，因此，常常容易被家长们、医师误认为是消化不良、感冒而错误治疗。

（4）声音嘶哑、喉鸣或呼吸困难：如果异物位于喉部或声门处，孩子可表现为喉鸣、声嘶或呼吸困难，这样的症状又常常容易被误认为是上呼吸道感染、喉炎或哮喘等。

（5）频繁用手挖咽部：年龄稍大一点的孩子可表现为频繁用手伸进口里去挖咽部等。

（6）其他：如继发感染、发热、咳嗽等。

以上这些临床表现和体征给家长一些提示，给医生诊断提供一些参考。面对儿童的异常表现家长和医生都要高度关注，认真对待，不要轻易放弃对异物的怀疑，以免造成误诊或延迟诊断、漏诊。

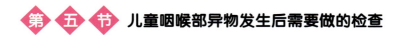

第 五 节 儿童咽喉部异物发生后需要做的检查

儿童咽喉部异物意外伤害是儿童耳鼻咽喉头颈外科的危重急症。由于婴幼儿口咽、喉咽腔比较小，加上对检查不配合，一般的检查有时很难发现异物，所以在临床上需要通过一些特殊的检查来了解是否有异物的存在，那么在临床上有哪些常用的检查呢？

（1）一般检查：家长把孩子抱在怀里，医师用压舌板轻轻按压婴幼儿舌前1/3,可以观察口咽部有无异物。

（2）局部麻醉下直达喉镜检查：可以观察喉部有无异物，但由于患儿不能配合，检查时剧烈哭闹，咽喉肌肉收缩，有时检查结果并不令人满意，也不能很好地看清咽喉部有无异物。

（3）全身麻醉下直达喉镜检查：在局部麻醉下受患儿哭闹、挣扎的影响，不能很好地看清咽喉部情况时，需要在全身麻醉下行直达喉镜检查，以便进一步了解患儿咽喉部的情况，确诊或排除咽喉异物。

（4）局部麻醉下儿童电子鼻咽喉镜检查：电子鼻咽喉镜是检查儿童咽喉部异物的较好的方法之一，经鼻腔或口腔进入，可以直观、清晰地查看口咽、喉咽等部位。因为镜子细长，检查时对婴幼儿咽喉部刺激较直达喉镜小，且清晰度高、准确率高。

（5）全身麻醉下儿童电子鼻咽喉镜检查：对局部麻醉检查不能耐受的儿童可以选择在全身麻醉下进行。

（6）咽喉部DR检查：对于金属异物或可以显影的异物可以选择咽喉部DR检查。

（7）咽喉部CT检查：对于咽喉部DR检查显示不清或存在其他因素，可以选择咽喉部CT检查。

具体选择何种检查，需要根据患儿当时的情况和医院的设备情况具体分析。无论何种检查都是希望看清咽喉情况，排除或确诊异物，以便及时、正确地处理。

我们在临床上常常遇到，当医生告知需要做进一步检查时家长拒绝，这样会对及时诊断造成不良影响，希望家长在就医时一定要尊重医生的建议，该做的检查一定要及时完成,以免造成误诊或延迟诊断。

第二章 儿童咽喉部异物病例

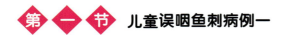 **儿童误咽鱼刺病例一**

发病时间：2012年1月。

主诉：咳嗽、吼喘、声嘶3个月。

病情简介：患儿，女，1岁。3个月前，患儿无明显诱因出现咳嗽、吼喘、声嘶，无发烧，无明显呼吸困难。在家附近一家医院就医，首次诊断为社区获得性肺炎，并接受输液治疗7天，咳嗽、吼喘无明显好转。之后去另一家医院就医，被诊断为哮喘、肺炎，同样接受输液治疗一周，仍咳嗽不止。随后3个月家长带着患儿转辗4家三甲医院就医，仍诊断为哮喘、社区获得性肺炎、支气管炎，治疗无效。

治疗期间分别行3次胸部X线片检查，输入抗生素治疗长达3个月，咳嗽、声喘无好转。于2012年3月转入成都市妇女儿童中心医院儿内科就医，被诊断为肺炎合并哮喘，住院治疗1周，但患儿咳嗽、吼喘仍不见好，再次行胸部X线片检查提示肺炎。由于患儿久治不愈，儿内科随后请耳鼻咽喉头颈外科会诊，为排除咽喉部异物可能，给予纤维鼻咽喉镜检查。

辅助检查：纤维鼻咽喉镜检查提示喉部声门异物。

治疗方案：立即转入耳鼻咽喉头颈外科，手术取出异物。

手术方式：直达喉镜下行异物取出术。

麻醉方式：全身麻醉。

取出异物为一根鱼刺，长约1.5厘米。

治疗结果：异物取出第二天患儿咳嗽停止；术后第三天痊愈出院。

专家点评

该例意外发生的原因：喉部异物在儿童意外伤害中比较常见，其中以鱼刺或猪骨比较常见。一般人普遍认为鱼肉最营养，骨头汤补钙，在孩子很小时就喂鱼肉或骨头汤，由于儿童没有能力分辨食物中的异物而导致喉部异物发生。由于患儿不配合检查，喉部异物不易被发现，必须依靠特殊的纤维鼻咽喉镜方可检查。

该病例是以咳嗽、吼喘为主诉而就医于儿童内科，被诊断为肺炎、哮喘，忽略了咽喉部异物的诊断。治疗3个月无效，未及时请相关科室会诊。家长提供病史不确切为诊断延迟的原因之一。

温馨提醒

（1）儿童特别是低龄幼儿，咽喉部感觉较差，神经系统发育不健全，不能感觉到食物中骨质异物，一般不推荐鱼类及带骨食品，如果要喂，一定要用多层纱布将鱼汤或骨质汤过滤2~3次，确定完全去掉鱼刺或骨质后才能喂孩子，否则容易导致儿童误咽异物。

（2）如果儿童不明原因久咳不愈，按照肺炎、支气管炎、哮喘等疾病治疗无效，一定要去有儿童耳鼻咽喉头颈外科专科的医院就医，及时排除儿童咽喉部、气管、支气管异物的可能。

（3）改变传统的就医习惯。儿童咳嗽一般都看儿内科，其实随着医学的不断发展，随着医学对儿童咳嗽的研究，儿童咳嗽与耳鼻咽喉头颈外科多种疾病有明显的相关性，其中儿童喉气管、支气管异物占有相当的比例。当儿童咳嗽久治不愈时，不要忘了到耳鼻咽喉头颈外科去看看。医生们也不要忘了请耳鼻咽喉科会诊。

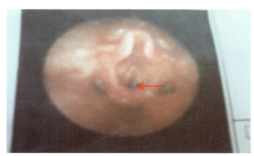 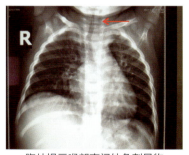

纤维鼻咽喉镜所示声门处鱼刺异物　　　　胸片提示喉部声门处鱼刺异物

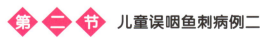 **儿童误咽鱼刺病例二**

事发时间：2013年2月28日。

就医时间：2013年3月3日。

主诉：患儿哭闹不愿进食，进食后呕吐3天。

病情简介：患儿，男，1岁。3天前家人给孩子喂食鱼稀饭后患儿就开始不愿再进食，进食时哭闹，但家长并未在意，未给予治疗，3天后患儿仍不愿进食，哭闹不止，家长开始怀疑是被鱼刺卡伤，故在发病后3天带孩子到笔者诊断室就医求治。

专科检查：患儿生命体征正常，无呼吸困难，无喉鸣、三凹征，唾液外溢，咽部充血，扁桃体Ⅱ度肿大，无脓性分泌物，咽部未见确切异物。

辅助检查：纤维鼻咽喉镜检查发现左侧扁桃体下级有一鱼刺异物，插入扁桃体组织内，部分裸露于咽部。

临床诊断：左侧下咽部鱼刺异物。

治疗方案：直达喉镜下喉部异物取出术。

取出异物：鱼刺一根，长约1.5厘米。

专家点评

1岁幼儿神经系统发育不健全，咽部感觉低下，没有具备分辨食物中异物的能力。当鱼肉中混有鱼刺时，孩子既不会说，又不会自行吐出，只有咽下，故导致异物发生。

温馨提示

（1）孩子较小，进食鱼肉食物时一定要认真清理鱼刺，防止鱼刺异物卡伤。

（2）如果喂食鱼汤，最好用三层纱布将鱼汤过滤。

（3）喂食鱼类食品后孩子不愿进食或进食哭闹，一定要到医院去就医，排除误咽异物的可能。

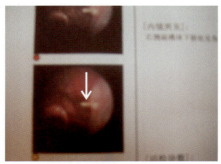
纤维鼻咽喉镜示下咽部鱼刺异物

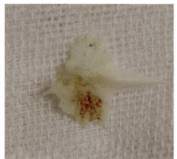
取出的咽部鱼刺异物

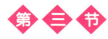**儿童误咽猪骨致喉部声门下异物病例**

事发时间：2013年7月9日。

事发地点：患儿家中。

主诉：喂食骨头汤稀饭时患儿突然呛咳，呼吸困难5小时。

病情简介：患儿，女，2岁。中午喂食用猪骨头熬汤做的稀饭时，患儿发生呛咳，呼吸困难、喉鸣、面色苍白，家长立即送孩子到附近医院就医，因医疗条件无法完成检查及治疗，建议转入成都市妇女儿童中心医院耳鼻咽喉头颈外科就医治疗。该患儿在发病5小时后送到笔者诊断室就医求治。

专科检查：患儿烦躁、哭闹、呼吸急促，可闻及喉鸣音及见三凹征，无声音嘶哑，无口唇及面色发绀，听诊双肺呼吸音基本对称，未闻及干湿啰音。

辅助检查：

（1）儿童纤维鼻咽喉镜检查咽喉部未见异物。

（2）急诊肺部CT检查提示喉部声门下异物影表现。

临床诊断：

（1）喉声门下异物。

（2）2度喉梗阻。

处理措施：

急诊拟行硬性气管镜下气管异物取出术。

患儿特殊情况：

孩子入院前1小时进食牛奶200毫升，全身麻醉禁食时间不够6小时。患儿处于饱胃状态下行全身麻醉，容易导致胃内容物反流误吸，会增加全身麻醉和手术的风险。

患儿病情的紧急性：

（1）异物位于喉部声门下，导致患儿呼吸困难。

（2）异物位于声门下，刺激喉部引发刺激性咳嗽，导致异物移位，镶嵌于声门可能发生窒息而导致孩子死亡。

鉴于以上特殊原因，故在达到禁食时间要求的情况下行硬性气管镜下气管异物取出术。

术中于声门下发现猪骨异物一块，异物不规则，大约0.5厘米×0.6厘米×0.8厘米大小。

取出异物后患儿呼吸困难解除，生命体征恢复正常。

专家点评

骨头汤熬稀饭是家长给孩子补钙常用的一种方法，故儿童误咽猪骨异物致喉部异物在临床上时有发生，常见于1岁左右的孩子。

温馨提示

（1）儿童1岁，乳牙未完全萌出，咀嚼能力较弱，这个年龄阶段最好不要喂较硬的含骨质的食物。

（2）如果一定要喂骨头汤炖稀饭，所用骨头汤应该用纱布过滤，避免碎骨混入稀饭，导致孩子误咽。

（3）在喂食中呛咳，怀疑异物卡伤或误咽，应立即停止进食，不要继续喂食，立即到有儿童耳鼻咽喉头颈外科的医院就医。

专家重点提醒家长：

（1）儿童的食管异物和气管异物一旦发生均需要手术取出。

（2）一般需要是在全身麻醉下进行，全身麻醉禁食时间在6~8小时。

（3）如果禁食时间不够，会导致食物反流，引起误吸，增加风险。

（4）本书一再提醒家长朋友们，当怀疑孩子误食或误吸异物时，立即停止为孩子喂食，直到去医院让医师排除有异物为止。

（5）爱孩子一定要懂得科学有方。

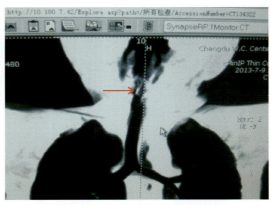

喉部CT片中红色箭头所指为异物影

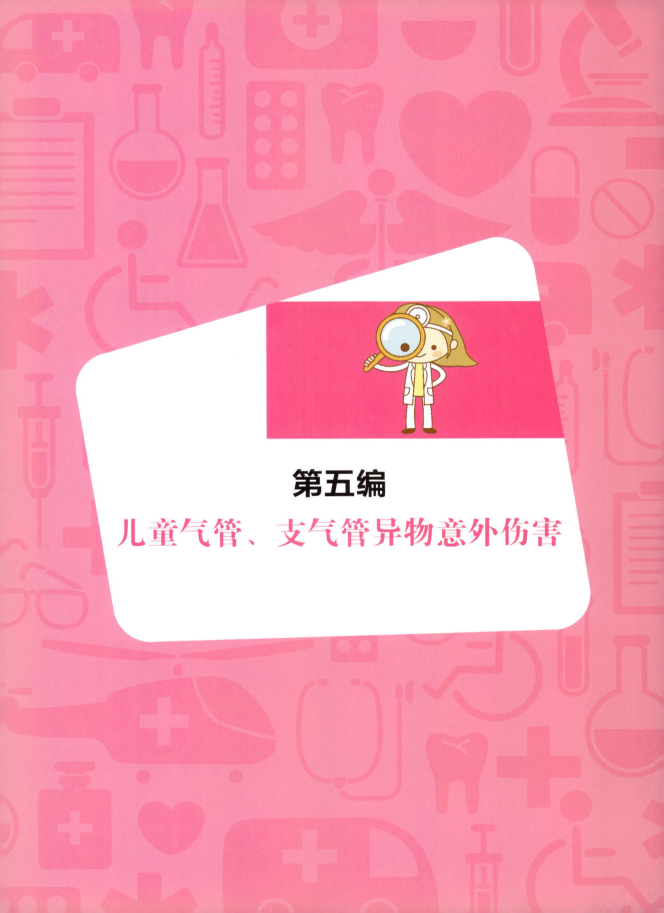

第五编
儿童气管、支气管异物意外伤害

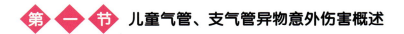

第一章　儿童气管、支气管异物相关问题

第 一 节　儿童气管、支气管异物意外伤害概述

儿童气管、支气管异物是婴幼儿及儿童在耳鼻咽喉头颈外科专业领域中常见的意外伤害，一旦发生，危险性极大，也是耳鼻咽喉头颈外科临床工作中常见的危及儿童生命安全的危重急症，容易导致并发症和不良后果。儿童气管、支气管异物一旦发生，能自行咳出的概率很少。国外报道气管异物自行咳出的概率为2.2%，国内报道为0.6%~3.0%。成都市妇女儿童中心医院耳鼻咽喉头颈外科2012年2月至2014年1月，200例儿童气管异物中自行咳出的仅1例，占0.5%，与国内相关报道相符。

由于儿童气管、支气管异物发生后能自行咳出的可能性极小，且异物在咳嗽的过程中容易发生异物移位，造成异物阻塞在气管或声门，导致孩子发生窒息或死亡，因此气管、支气管异物一旦发生，手术取出是唯一可行的方法。由于儿童气管、支气管异物取出的方法主要是采用硬质支气管镜下异物取出，这种手术取出的方法有一定的风险。目前我国大部分医院是在全身麻醉下完成气管、支气管镜检查异物取出术，国内也有个别的医院是在局部麻醉下完成，无论是全身麻醉还是局部麻醉都具有危险。

下面分别简单讲述气管、支气管异物的相关情况，以加强父母对婴幼儿及儿童气管、支气管异物的关注，尽可能避免婴幼儿及儿童气管、支气管异物意外的发生，让儿童远离气管、支气管异物危险，平安、健康地成长。

第 二 节　儿童为什么容易发生气管、支气管异物

儿童的喉部正处在发育过程中，会厌对喉的遮盖功能不完善，喉的保护功能不健全。儿童又天生活泼好动，喜怒无常，常在进食时哭闹、嬉笑或跑跳，口中的食物或异物易被吸入气管或支气管，虽然人体具有咳嗽反射的保护功能，但由于儿童

的咳嗽反射低下，咳嗽能力较弱，气管、支气管异物不容易被咳出，导致异物停留于气管或支气管，发生气管、支气管异物的意外伤害事件。

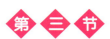 气管、支气管异物容易发生在哪个年龄阶段的孩子

气管、支气管异物可以发生在任何年龄段的人，但以儿童的气管、支气管异物居多，且主要发生在3岁以下的儿童，发病率为77.9%。笔者发现儿童气管、支气管异物中1~3岁儿童占87%，与相关报道相近。1~3岁是儿童生长发育较快的年龄，也是儿童活泼、好奇的阶段，更是儿童容易发生意外的年龄。此阶段的儿童好动，请家长特别注意此年龄段儿童的看护和教育，提高安全意识，预防儿童意外的发生。1岁以下和3岁以上儿童气管、喉部异物也时有发生，家长不可放松警惕。儿童气管、支气管异物的发病年龄只是相对的，在本书收集的病例中也有7岁的学龄儿童，所以家长们千万不能以年龄作为儿童气管、支气管异物的诊断标准，主观认为孩子已经7岁了，不可能发生气管异物而耽误诊断、治疗。

年龄只是儿童气管、支气管异物的参考因素，而对儿童气管、支气管异物的诊断更多的是要依据病史、症状、体征，结合必要的辅助检查来综合判断、分析，最终得以确诊，及时正确地治疗。病史在儿童气管异物的诊断中是值得参考的，但也不是绝对的诊断依据。因为儿童的气管、支气管异物的病史在部分孩子中是不明确的。张亚梅在《实用小儿耳鼻咽喉学》一书中对一例气管异物较长时间误诊的病例中有这样一句话让笔者受益匪浅："没有异物史不等于没有异物。"所以，对儿童气管、支气管异物的诊断一定要高度警惕，认真对待，以免误诊。

第 四 节 **儿童气管、支气管异物好发于哪个部位**

儿童气管、支气管异物可以发生在气管、支气管的任何部位，声门下、主气管、左右支气管开口处均可发生。异物阻塞气管、支气管的部位决定病情的轻重，但由于左右支气管的走行不同，左右支气管异物的发病率也有所不同。左侧支气管走行较水平，右侧气管走行较垂直，故临床上右侧支气管异物的发生率较左侧高；有时可见双侧支气管同时发生异物阻塞。双侧支气管异物和气管异物的危险性较单侧支气管异物的危险性大，儿童更容易发生气道阻塞，导致缺氧、窒息乃至死亡，所以异物阻塞的部位决定儿童发生气管、支气管异物后的危险程度。笔者统计的200余例气管、支气管异物中，右侧支气管异物110例，左侧支气管异物80例，气管异物8例，双侧支气管异物5例。不管儿童气管、支气管异物发生在哪个部位都是非常危险的。儿童气管、支气管异物是儿童耳鼻咽喉头颈外科的危重急诊，一旦发生或怀疑气管、支气管异物，家长一定要高度重视，不能掉以轻心，不能心怀侥幸，延误对孩子病情的及时处理，导致不良后果的发生。

 第 五 节 **儿童气管、支气管异物常见的异物种类**

凡是儿童可以含在口中的食物、物品、小玩具等都可能成为气管、支气管异物，所以儿童的气管、支气管异物在临床上种类繁多，有时让人难以置信。在临床上，常见的异物以食物类的异物为多见，玩具类异物也时有发生。食物类异物中以花生仁为多，位列儿童气管异物的第一位，占儿童气管异物90%以上。难怪有句话是这样说的："花生是个怪，大人孩子都喜爱。"这也许是花生成为儿童气管、支气管异物的一个重要的原因。其次是瓜子、胡豆、豌豆、核桃、板栗、猪骨等异物。

食物类的花生仁、核桃仁异物由于含有植物油脂，对气道黏膜的刺激较大，导致气管、支气管黏膜充血、肿胀严重，容易引发气道炎症，给手术取出异物带来极大的麻烦，增加了取出异物的难度和风险，为手术后的恢复带来困难。尖锐的骨质异物容易损伤气道黏膜，造成气道穿孔，导致血气胸或气管食管瘘等严重并发症，有一些特殊的异物需要行开胸处理。

随着儿童玩具种类的增多，儿童玩具类气管、支气管异物的发病率明显增高，应引起医生和家长们的高度重视。儿童气管、支气管异物的性质、形状决定气管、支气管异物的治疗效果及预后。异物的形状各异，大小不一，性质不同，异物的部位差异都给儿童气管、支气管异物的治疗带来极大的困难。

通过本书对儿童气管、支气管异物种类的介绍，提醒家长们在养育孩子的过程中应特别注意这些可能成为儿童气管、支气管的异物。下面我将儿童气管、支气管异物种类依据发病率的高低依次列举，以警示广大的家长朋友。

（1）食物类异物：花生仁、瓜子、南瓜子、西瓜子、豌豆、胡豆、核桃、猪肝、板栗、猪骨、橘子仁。

（2）玩具类异物：玩具塑料块、玩具小螺丝帽、玩具口哨、图钉等。

（3）学习用具类异物：笔帽、橡皮擦。

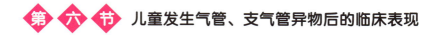

第六节 儿童发生气管、支气管异物后的临床表现

当儿童发生气管、支气管异物后有哪些症状和表现呢？这个问题是家长们非常关心的，也是很重要的。儿童一旦发生气管异物是很危险的，年龄越小越危险。因为气管、支气管是肺部进行气体交换，吸进氧气、呼出二氧化碳的唯一通道。由于儿童气管、支气管还处在发育阶段，管腔相对狭小，喉部软组织较疏松，声门较狭窄，一旦发生异物阻塞声门或气管、支气管通道时，氧气吸入和二氧化碳呼出困难，孩子就会表现出一系列的缺氧症状，所以儿童气管、支气管异物是儿童耳鼻咽喉头颈外科的危重急症。儿童发生气管异物后主要有以下临床表现：

（1）呛咳：咳嗽是机体的一个重要的保护性反射,当异物被误吸入呼吸道，刺激气管、支气管黏膜后，机体会立即以咳嗽来排除进入气管、支气管腔内的异物，所以当儿童误吸异物后，首先表现为剧烈呛咳，随后表现为频繁的咳嗽。

（2）呕吐：剧烈呛咳后儿童可发生呕吐。

（3）面色苍白或发绀：由于异物阻塞气道，导致氧气不能顺利进入肺内，儿童可表现为面色苍白或面色、口唇发绀的缺氧症状，严重时会发生窒息。

（4）呼吸急促或呼吸困难：由于异物阻塞气道，或导致喉、声门、气管、支气管发生痉挛等，患儿可表现出气紧或呼吸困难。如果孩子出现如下图所示的呼吸改变就非常危险了。

（5）喉鸣、声嘶：异物刺激喉部导致喉部黏膜充血、肿胀，发生喉鸣，声音嘶哑。

（6）吸气性三凹征：由于异物阻塞呼吸道，儿童正常的呼吸受到严重影响，呼吸不畅，氧气不能正常通过气管、支气管进入肺部进行气体交换，为了满足氧气的需要，儿童需要加大呼吸的力度，所以表现为吸气时锁骨上窝、胸骨上窝、肋间窝凹陷的改变，在临床上表现为吸气性三凹征。三凹征这一体征的出现表明儿童的呼吸困难极为严重，病情重危。

（7）心率加快：由于气管异物导致患儿缺氧，呼吸加快，使心率加快、心动过速。

（8）严重者窒息死亡：由于缺氧时间过长可能出现窒息死亡或呈植物人的表现。

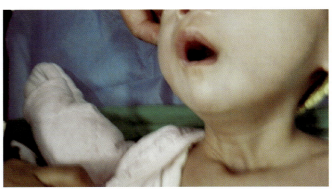

呼吸困难吸气性三凹征表现

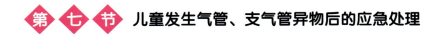 **儿童发生气管、支气管异物后的应急处理**

儿童发生气管、支气管异物后是一件很危险的意外事件，一般家长都很慌张，可能会相互埋怨，这样无益于事情的解决和妥善处理。儿童气管、支气管异物一旦发生，家长们一定要清楚，误吸入呼吸道的异物自行咳嗽出来的概率很小，而且危

险极大，绝大部分孩子都需要手术取出，所以正确的做法应该是：

（1）及时拨打120救助，清楚地告知120自己所在的位置、孩子的一般情况和发病的经过。

（2）立即停止给孩子进食、进饮，因为气管、支气管异物一旦发生，原则上需要在全身麻醉下行硬质气管镜或纤维支气管镜取出异物，全身麻醉需要禁食6~8小时，特殊情况需要禁食8小时。通俗地说，就是一旦怀疑异物误吸后就不要再给孩子喂任何东西，为孩子手术取出异物赢得时间。

（3）当孩子发生误吸异物后，家长一定要冷静，不要慌张、急躁，更不要打骂孩子、埋怨孩子，要尽快让孩子安静下来，避免孩子剧烈哭闹导致剧烈咳嗽，使异物发生移位，导致更严重的意外。

（4）防止误吸：如果孩子发生呕吐，尽量将头偏向一侧，防止误吸。

（5）高度重视，积极对待，防止侥幸：一旦怀疑孩子误吸异物，可能发生气管、支气管异物时，请家长绝不要掉以轻心，消极等待，心怀侥幸，一定要高度重视，积极对待，避免延误最佳治疗时机。

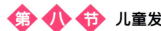 **儿童发生气管、支气管异物后需要做的检查**

如果孩子发生了气管异物或怀疑气管异物，一定要及时带孩子到有耳鼻咽喉头颈外科专科的医院就医，针对气管异物医生可能会为孩子做一些相关的辅助检查来帮助诊断或排除异物，请家长一定配合检查，并理解医生，这样对孩子会更好、更安全。在我们的工作中常常会遇到一些家长，面对医生开出的辅助检查不理解、不配合、不接受，有抵触情绪，消极对待，认为孩子就是吃了一点花生呛了，为什么那么麻烦，做那么多检查。有的家长干脆拒绝检查，拿着医生开的检查单离开医院，回家后等到病情加重了又再返回医院检查，导致诊断治疗的延误，非常危险。

1. 一般查体

（1）观看孩子的口唇、面色是否发绀。

（2）听孩子的哭声或发音是否有声嘶、发音困难或喉鸣。

（3）查看患儿是否呼吸急促，是否有三凹征等表现。

（4）听诊双肺呼吸音是否对称或有无病理性呼吸音。

2. 辅助检查

通过以上检查判断可能会让孩子选择性地做以下有针对性的辅助检查以进一步诊断：

（1）胸部DR片检查。

（2）胸部CT检查。

（3）胸部CT增强扫描检查。

（4）纤维鼻咽喉镜或纤维支气管镜检查。

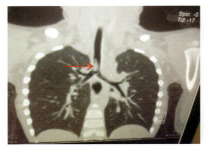 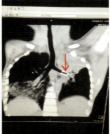 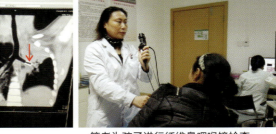

CT示支气管异物表现　　　　　　笔者为孩子进行纤维鼻咽喉镜检查

（5）金属硬质气管镜检查。以下是通过金属硬质气管镜及硬性气管镜取出的巨大气管异物。黑色镜头所指的是取出的巨大异物，白色箭头所指的是硬性气管镜。

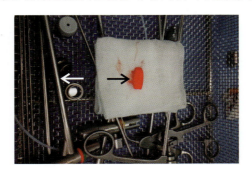

在本书中有一个典型的病例，当医生高度怀疑孩子是气管异物后为孩子开具了确诊气管异物的相关辅助检查，但家长却认为是医生过度检查。医生告知家长从现在起，在检查未完成，未明确是否为气管异物之前不要再给孩子喂食，但家长却带着孩子扬长而去，全然不顾医生的医嘱。三天后孩子病情严重，再次到医院，拿着

三天前笔者为孩子开出的检查单做了检查，提示气管异物，当看到从气管里取出的玩具异物，家长后悔不已，给笔者写下了一封情真意切的、充满悔意的感谢信。

家长朋友们，因为气管、支气管都是细长、狭窄的管腔，孔小、深在，医生的肉眼不能窥见，医生为明确孩子是否发生气管异物，根据当时的病情要选择性地做一些必要的辅助检查，请理解医生，尊重医学，配合检查，以免延误孩子的诊断和治疗，让意外变得更加危险，让一般的危险发展成致命的危险，让原本可以挽回的危险和意外变得不可挽回。

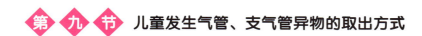

儿童发生气管、支气管异物的取出方式

儿童一旦发生气管、支气管异物，自行咳出的可能性极小，一般都需要通过金属硬质气管镜或纤维支气管镜手术取出异物。那么婴幼儿发生气管、支气管异物后可以通过哪些方法取出异物呢？临床上具体采用哪种方法取出异物，不同的医院有不同的手术方法和麻醉方法，同时也要根据患儿当时的病情表现及医院现有的设备条件进行选择。临床上常用的方法有以下几种：

（1）全身麻醉阻断呼吸下硬质气管支气管镜下异物取出术。

（2）全身麻醉不阻断呼吸下硬质气管支气管镜下异物取出术。

（3）局部麻醉下硬质气管、支气管镜下异物取出术。

（4）全身麻醉下纤维支气管镜下异物取出术。

无论采取哪种方法取出异物都具有很大的风险，同时也包含较多不确定的因素，以及随后可以发生的意外，请家长务必理解和配合医生，积极处理，以免延误抢救时间，导致更大的不幸。

无论采取哪种方法都有可能遇到取出困难，或一次不能完全取出，需要再次或多次取出等问题，请家长务必理解、配合。

第二章　儿童食物类气管、支气管异物病例

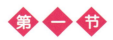 **儿童误吸玉米粒致气管异物病例**

事发时间：不详。

主诉：咳嗽、吼喘、呼吸困难1月余。

病情简介：患儿，女，1岁半。在入院前1月，无明显诱因出现咳嗽、吼喘、呼吸急促，无发烧、流涕，家长误认为是感冒，到当地医院就医，被诊断为支气管炎肺炎，给予输液治疗12天，咳嗽无好转，反而加重，伴呼吸困难，于2012年3月转入成都市妇女儿童中心医院儿科就医，被诊断为社区获得性肺炎，收入住院治疗。治疗2周无效，请耳鼻咽喉头颈外科会诊，给予肺部CT检查，提示肺部左侧支气管异物，并转入耳鼻咽喉头颈外科手术治疗。

专科检查：患儿呼吸急促，26次/分，频繁刺激性咳嗽，无口唇发绀，无声嘶、喉鸣，无三凹症，左肺呼吸音较右肺低，可闻及病理性呼吸音。

转科诊断：左肺支气管异物，肺部感染。

辅助检查：肺部CT检查提示左侧支气管异物可能，左肺阻塞性气肿。

治疗方案：

（1）转入耳鼻咽喉头颈外科监护室，面罩吸氧，保持安静，避免患儿剧烈哭闹、咳嗽导致异物发生移位。

（2）下达病危通知书，告知家长患儿病情危重，如病情恶化患儿有生命危险。

（3）立即停止进食、进饮，等待禁食、禁饮8小时后在全身麻醉下行硬质支气管镜检查术。

（4）适当补液等支持治疗，积极做好围手术期准备。

手术方式：硬质气管镜下异物取出术。

麻醉方式：全身麻醉。

术中所见：0°气管镜下发现左侧肺内左支气管口处有异物阻塞，并有大量脓性

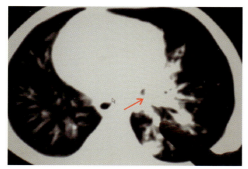
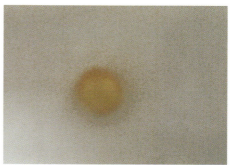

箭头所指为患儿左侧支气管异物阻塞改变　　　　取出的玉米异物

分泌物。吸出分泌物后取出异物为一粒完整的玉米。由于玉米在气管内停留时间长达1月之久，已严重发胀、霉变。由于气管受异物刺激时间较长，该处气管黏膜已严重炎变。

术后情况：玉米粒取出后患儿咳嗽逐渐停止，双肺呼吸音对称，呼吸22次/分，其余生命体征恢复正常。

治疗结果：术后4天痊愈出院。

专家点评

（1）儿童气管、支气管异物属于耳鼻咽喉头颈外科危重急症，非常危险。该例患儿无明确的误吸异物史，以咳嗽、吼喘为主诉。

（2）就医科室为儿内科，诊断为气管炎、肺炎治疗无效，再次就医又诊断为社区获得性肺炎，收入住院并治疗无效，请耳鼻咽喉头颈外科会诊才得以确诊。

温馨提示

（1）1岁半的幼儿活泼好动，家长应加强监管，防止幼儿乱抓、乱碰，误食不能吃或不该吃的食物，导致意外的发生。

（2）当面对气管炎、支气管炎久治不愈，或社区获得性肺炎治疗无效时，医生应该重新审视诊断是否正确。

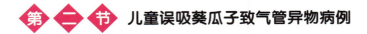

第 二 节 儿童误吸葵瓜子致气管异物病例

事发时间：2014年9月22日。

事发地点：患儿家中。

主诉：误吸瓜子后呛咳、呼吸困难1天。

病情简介：患儿，女，4岁。吃完饭后自行在家玩耍，发现茶几上有一盘葵瓜子，随手抓起一把瓜子放入口中，被家长发现后大声制止，孩子被家长的声音吓坏了，突然大哭而呛咳，随后家长从患儿口中掏出数粒瓜子，但患儿仍呛咳、咳嗽不止，呼吸困难，家长立即到笔者所在医院就医治疗。给予胸部CT检查提示气管异物可能，门诊以气管异物急诊收入住院。

专科检查：呼吸急促，可闻喉鸣，可见三凹征，无声嘶哑，呼吸35次/分，心率120次/分，血氧饱和度90%，双肺呼吸动度一致，双肺呼吸音减低，未闻及干湿鸣音。

辅助检查：胸部CT检查提示气管下段近气管隆嵴下可见高密度影，气管异物可能。

临床诊断：气管异物。

围手术期医疗处理：

（1）立即收入住院，入监护室，生命体征监护，吸氧。通知患儿家长禁食、禁饮。

（2）告知家长患儿病情危重。

（3）让患儿卧床安静休息，避免剧烈哭闹、活动，防止活动、咳嗽导致异物移位镶嵌于声门导致儿童窒息死亡。

（4）适当补液，做好围手术期准备，尽快行气管镜检查以取出异物。

第一次手术时间：2014年9月22日。

手术方式：硬质气管镜下气管探查异物取出术。

麻醉方式：全身麻醉。

患儿特殊情况：患儿2小时前进食，入院时患儿处于饱胃状态，无法实施全身麻醉，但患儿呼吸困难明显，故改在局部麻醉下行硬质气管镜检，以取出异物。

术中检查情况：术中放置气管镜后患儿血氧饱和度急剧下降到45%~50%，未能看清异物，立即终止手术，送患儿去重症监护室治疗，等到禁食8小时后再次手术。

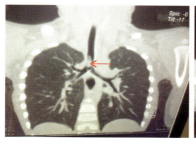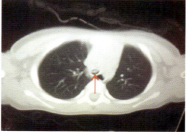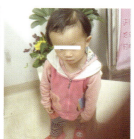

术前CT检查提示的气管异物影像学图　　　　　　　气管异物患儿

第二次手术时间：2014年9月23日。

患儿第二次由重症监护室推进手术室。

麻醉方式：全身麻醉。

手术方式：硬质气管镜下气管探查异物取出术。

手术中所见：采用硬质气管镜探查气管，发现气管下段有一异物阻塞，较多分泌物。

取出异物结果：取出异物为一完整的葵瓜子。

专家点评

一颗葵瓜子让孩子的家人担忧、痛苦、紧张，让孩子经历危险、手术之苦，请家长吸取教训。

温馨提示

（1）有小孩的家庭，家长应将不适合小孩吃的一切食品妥善保管好，切记不能随意放置在孩子触手可及的位置。

（2）如果不小心被孩子拿到放入口中，家长发现后千万不能惊慌，吓着孩子，应轻轻地哄着孩子，把口中的残留物吐出来，尽量避免孩子哭闹，误吸异物入气管导致气管异物。

（3）如果孩子有呛咳、呼吸困难，应立即停止进食，避免刺激孩子，加剧咳嗽，带孩子到有儿童耳鼻咽喉头颈外科的医院及时就医，排除或取出气管、支气管异物。

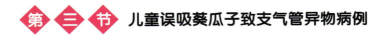
第 三 节 儿童误吸葵瓜子致支气管异物病例

事发时间：2014年4月21日。

事发地点：患儿家中。

主诉：进食瓜子后突然咳嗽、呼吸困难15小时。

病情简介：患儿，女，1岁。于入院前一天在家进食瓜子时，突然跌倒后剧烈呛咳、呼吸困难、面色青紫，随后好转，但患儿不停咳嗽、阵发性呛咳，伴喘鸣，无声嘶，进食困难，无呕吐，当时家长未在意。次日，患儿仍频发咳嗽、吼喘、呼吸困难，无发烧、流清鼻涕等症状。发病前患儿无上呼吸道感染等病史。到当地医院就医，建议转入笔者所在医院耳鼻咽喉头颈外科就医治疗。门诊给予肺部CT检查提示支气管异物，将患儿收入住院拟行气管镜探查取出异物。

专科检查：患儿安静时频繁咳嗽，可闻喉鸣，无声嘶哑，呼吸30次/分，血氧饱和度86%~90%，心率125/分，无明显的面色、口唇青紫，无明显的吸气性三凹征。听诊肺部左肺呼吸音较右肺明显降低，可闻及明显啰音。

临床诊断：左侧支气管异物。

医疗处理：

（1）告知家长患儿病危，入监护室监护生命体征，立即禁食、禁饮。

（2）面罩吸氧，卧床休息，保持安静，减少哭闹，防止剧烈哭闹后咳嗽使异物移位而阻塞声门导致儿童窒息死亡。

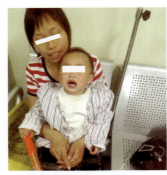
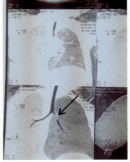

患儿在手术室等待手术　　CT检查提示左侧支气管异物　　术中取出的瓜子仁异物

（3）做好围手术期准备及支持治疗，禁食时间达麻醉要求后行硬质气管镜探查取异物术。

手术方式：硬质气管镜探查取异物术。

麻醉方式：全身麻醉。

术中所见：术中发现右侧支气管开口处异物阻塞，该处较多分泌物潴留，支气管黏膜充血、肿胀。

取出异物为一粒瓜子仁。

专家点评

（1）1岁的幼儿乳牙未完全萌出，对坚果、瓜子类食物还没有咀嚼的能力。

（2）孩子气管内取出的是瓜子仁，从病史中了解到该孩子是在进食瓜子时跌倒后发生哭闹、呛咳所致。

温馨提示

（1）从小培养儿童良好的进食习惯，养成食不语的好习惯，吃饭、进食时不要说话、逗笑。

（2）儿童在进食时一定要端坐，不要一边吃饭一边跑跳。儿童的神经系统发育不完善，容易跌倒，如果口中含有食物，在跌倒时容易发生哭闹、呛咳，致使口中的食物被误吸入呼吸道而导致气管、支气管异物的意外发生。

（3）好的习惯让孩子受益终生，不良习惯让孩子遭受意外和危险。

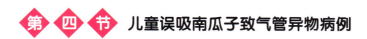 儿童误吸南瓜子致气管异物病例

事发时间：2013年5月10日。

事发地点：患儿家中。

第一就医时间：2013年5月10日。

就医医院：当地医院。

第二就医时间：2013年5月14日。

就医地点：成都市妇女儿童中心医院。

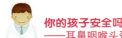

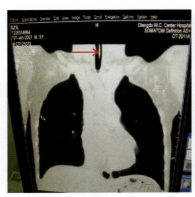

Ct提示气管内异物(红色箭头所指)

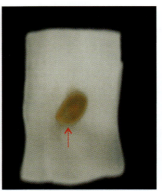

取出的已高度发胀的南瓜子异物
（红色箭头所指）

就医方式：由120急诊送入医院急诊科，急诊科医师请耳鼻咽喉头颈外科急会诊。

主诉：误吸南瓜子后咳嗽、喘气5天，呼吸困难1天。

病情简介：患儿，男，5岁。5天前患儿自行在家中玩耍，将南瓜子抛向空中后用嘴接住，当南瓜子落入口中后患儿突然剧烈呛咳，呼吸困难，随后症状好转，患儿未将当时的情况告知家长。随后患儿间断咳嗽不停，偶尔感气紧，但无声嘶、喉鸣及呼吸困难。由于咳嗽不断，3天后家长将孩子带到到当地卫生院就医，被诊断为感冒并给予服药治疗，无效，咳嗽进一步加重。发病后5天，患儿出现呼吸困难，活动后加重，伴口唇发绀，再次送入当地医院，因病情严重，立即呼叫120急救转入笔者所在医院急救。

专科检查：患儿安静平卧时呼吸急促，呼吸30次/分，活动后呼吸加快，达40次/分，可见轻微的三凹征，无口唇发绀，无声嘶及喉鸣，频繁咳嗽，听诊双肺呼吸音基本对称，但呼吸音较弱，未闻及气管拍击音。

临床诊断：声门下气管异物不能排除。

辅助检查：急诊行喉气管CT扫描检查，提示喉声门下气管异物影。

治疗方案：立即送手术室，行硬性气管镜检查异物取出术。

麻醉方式：全身麻醉。

诱导麻醉时病人突然出现面色、口唇发绀，血氧饱和度下降到60%~70%，心率下降为60~70次/分。由于情况紧急，笔者立即采用直达喉镜挑起会厌，暴露声门，将异物钳伸进声门下快速夹出异物，病人面色由青紫转为红润，血氧饱和度上升为98%左右，心率恢复到100次/分。

取出异物为一粒完整的南瓜子，呈高度膨胀状态。

专家点评

（1）南瓜子误吸之初干燥，体积较小，未导致气管阻塞,故孩子未表现出呼吸困难，只有轻微间断的咳嗽。随着异物在气管内停留时间过长，气管内的分泌物被南瓜子吸收，干燥的南瓜子膨胀，气管阻塞，出现呼吸困难。这就是儿童误吸南瓜子后由误吸之初的间断性刺激性咳嗽发展到发病5天后出现呼吸困难的原因。

（2）患儿有误吸异物的病史。在发病后第三天去当地医院就医，被诊断为感冒，病史、症状、体征未在该例病孩子身上有机结合起来。

（3）一粒小小的南瓜子差点要了5岁儿童的命，幸亏医生眼明手快，经验丰富，使患儿化险为夷，转危为安。

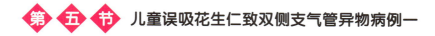
第五节 儿童误吸花生仁致双侧支气管异物病例一

事发时间：2014年1月25日。

事发地点：患儿家中。

主诉：患儿进食花生时突然呛咳，呼吸困难一天。

病情简介：患儿，女，1岁。于入院前一天，患儿在家进食花生时突然发生呛咳，随后出现剧烈咳嗽，呼吸困难，面色苍白，喉鸣，立即被带到笔者所在医院就医。给予胸DR拍片检查提示支气管异物可疑，建议进一步检查明确。第二天，患儿呼吸困难突然加重，咳嗽较前剧烈，喉鸣，三凹征明显，再次来到同一家医院急诊就医。急诊科医师以呼吸困难原因待查收入重症监护室（PICU）抢救。PICU病程记录：体温38.2℃，心率120次/分，呼吸46次/分，血氧饱和度70%~80%，可闻喉鸣及见三凹征。由于病史中有误吸异物史，故请耳鼻咽喉头颈外科医师急会诊。

专科检查：查体所见患儿呼吸机辅助呼吸状，听诊双肺呼吸音较弱，未闻及喉鸣。监护仪显示血氧饱和度85%~90%，心率128次/分。

耳鼻咽喉头颈外科诊断：呼吸道异物不能排除。

处理措施：行硬性气管镜探查术，排除或取出异物。

麻醉方法：全身麻醉。

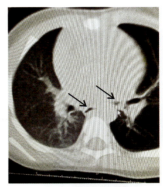

双侧支气管异物CT改变

第一次管镜检查取异物的经过：2014年1月26日，全身麻醉准备就绪，采用硬质气管镜经声门置入气管、支气管，未仔细窥及气管内情况，麻醉通知血氧饱和度下降到60%，心率降低至70次/分，患儿口唇发绀，麻醉师发出停止手术的指示，医生终止手术。等待麻醉调整好生命体征后，再次置入气管镜，随后血氧饱和度下降到40%~50%，生命体征不稳定，决定当日暂停手术，送回重症监护室监护治疗。

第二次气管镜检查取异物的经过：2014年1月30日，第二次在全身麻醉下行硬质气管镜下气管异物取出术，置入硬质气管镜后患儿血氧饱和度下降到40%~50%，生命体征不平稳，调整好生命体征后，血氧饱和度提升到98%，麻醉医师指示可以再次置入气管镜，还未能取出异物时患儿生命体征变化，血氧饱和度再次下将到40%。考虑到麻醉的风险增大，麻醉师决定暂停手术，建议将患儿再次送回重症监护室监护治疗。

第三次气管镜检查取异物的经过：入院后在重症监护室治疗一周，孩子第三次从重症监护室送进手术室，在麻醉师与耳鼻咽喉头颈外科医师的通力配合下，终于取出阻塞在孩子双侧支气管口处的异物。

专家点评

一个年仅1岁大的小孩因一次误吸花生致支气管异物的意外，承受3次全身麻醉手术的打击，入住重症监护室长达1周，住院时间长达10天。意外伤害带给孩子巨大的伤害，带给家庭太多的担忧和负担。

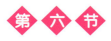 儿童误吸花生仁致双侧支气管异物病例二

事发时间：2014年6月7日。

事发地点：患儿家中。

主诉：误吸花生致咳嗽、呛咳，呼吸困难一天。

病情简介：患儿，男，8个月。于入院前一天因误吸花生致咳嗽、呛咳、吼喘、呼吸急促，立即到当地村医院就医，因病情严重，该医院未行任何处理，建议转上级医院。随后患儿到另一家乡级医院，该医院仍感到病情严重未给予治疗，建议转上级医院。患儿来到当地县医院，医生告诉患儿家长患儿危险，建议到上级医院诊治。患儿来到当地市级中心医院，医师说患儿可能为气管异物，很危险，建议转上级医院，患儿家长转诊四家医院后于2014年6月8日凌晨3时由广元来到成都市妇女儿童中心医院急诊入院。

专科检查：生命体征体温37.6℃，脉搏 158次/分，呼吸42次/分，血氧饱和度80%~85%，患儿烦躁，哭闹，口唇、面色轻微发绀，轻微三凹征，无明显喉鸣，听诊双肺呼吸音较低，胸廓起伏基本对称。

临床诊断：双侧主支气管异物，肺部感染。

辅助检查：胸部CT检查提示双侧主支气管阻塞，双侧主支气管异物可能。

紧急医疗处理：

（1）送进监护室进行生命体征监护，立即吸氧。

（2）告知家长病情危重，立即禁食、禁饮。

（3）给予输液抗炎、抗感染、对症治疗。

（4）做好围手术期准备，尽快用硬性支气管镜探查取出异物。

术中所见：在可视硬性气管镜下发现双侧主支气管开口处有灰白色异物阻塞，支气管黏膜充血、肿胀，可见较多脓性分泌物。取出异物为多粒花生仁碎粒，发胀、朽脆。

术后情况：

（1）取出双侧主支气管异物后，双肺呼吸音较术前明显增强，基本对称，血氧饱和度较术前提升达97%~99%。

（2）术后送重症监护室监护24小时，生命体征恢复正常后转回病房。

（3）术后第三天，患儿咳嗽停止，呼吸困难解除，听诊双肺呼吸音基本对称，患儿无喘鸣， 面色口唇红润，呼吸23次/分，血氧饱和度95%～99%，体温正常。复查胸片双肺未见明显异常，

（4）术后第四天患儿痊愈出院。

专家点评

（1）儿童气管异物是较为频发而又常见的意外，但基层医院受疗技术的限制，不能及时处理。

（2）一般以一侧支气管异物居多，左右支气管双侧异物同时发生较单侧少见。

（3）双侧支气管异物较单侧异物更具危险性，容易导致儿童呼吸困难、缺氧，窒息死亡。

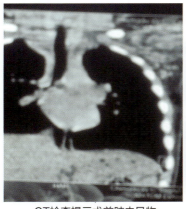

CT检查提示术前肺内异物

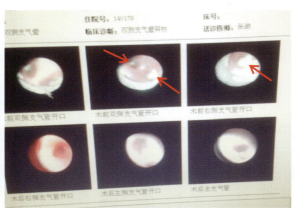

硬性气管镜术检查发现双侧支气管异物阻塞

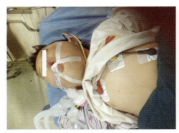

患儿在手术台上

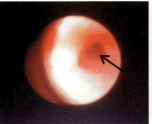

异物取出后双侧支气管开口阻塞解除

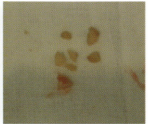

从8个月大的婴儿双侧支气管中取出的花生仁异物

（4）双侧支气管异物的麻醉难度和手术风险较单侧更大。

（5）儿童由于不能耐受较长的麻醉和手术，在治疗的过程中有可能会出现再次或多次的手术可能，一旦发生希望家长理解和配合。

温馨提示

（1）请家长慎重选择婴幼儿的食品，坚果不应该成为婴幼儿的食品。儿童特别是婴幼儿，乳牙未发育，缺乏对坚果的咀嚼和消化能力。

（2）儿童气管、支气管异物以预防为主。

（3）培养儿童良好的饮食习惯，当孩子在进食时不要逗孩子，也不要在孩子进食时随意让孩子边走边吃。

笔者编写了一首歌谣，警示家长朋友们：

儿童进餐不说话，口含食物不跑跳。

安静端坐吃好饭，进食不逗乐嬉笑。

科学进食好消化，安全平安又健康。

家长孩子需牢记，意外伤害自减少。

 儿童误吸花生仁致支气管异物病例三

事发时间：2015年5月12日。

事发地点：患儿家中。

主诉：误食花生导致呛咳、呼吸困难3天。

病情简介：患儿，女，11月。家长诉3天前，患儿家长喂孩子的花生时逗孩子大笑后突然剧烈呛咳，呕吐、咳嗽出多粒嚼碎的花生碎粒，随后患儿出现频繁的咳嗽、吼喘，呼吸无明显加快，无面色苍白、口唇发绀、三凹征、声音嘶哑、喉鸣等表现，当时家长认为孩子已经把花生咳嗽出来，未引起重视。3天后，患儿咳嗽加重，吼喘明显，但无发烧、流涕等上呼吸道感染症状，此时家长开始怀疑孩子是那天吃花生呛到了，立即带孩来到笔者诊断室就医求治。

专科检查：患儿口唇、面色无明显青紫，呼吸20次/分，无喉鸣及声嘶，无三凹征，听诊双肺，右肺呼吸音明显降低，左肺呼吸音正常，血氧饱和度为93%~95%。

辅助检查：肺部CT检查提示右侧肺部异物影。

医疗处理：

（1）告知家长患儿目前病情较重，需要住院行硬质气管镜探查异物取出术。

（2）立即禁食、禁饮，卧床休息，保持安静，尽量避免患儿哭闹，防止异物发生移位阻塞主支气管或声门，导致呼吸道梗阻，使患儿窒息死亡。

（3）尽快行硬质气管镜探查异物取出术。

手术方式：硬质气管镜探查异物取出术。

麻醉方式：全身麻醉。

术中所见：在0°硬质气管镜下发现右侧支气管开口处异物阻塞，其余气道未见明显异常。取出异物为1/2粒花生仁。

专家点评

请家长朋友们务必吸取教训，养成儿童正确的进食习惯，让孩子远离意外，平安、健康成长。

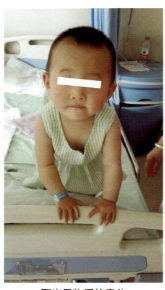

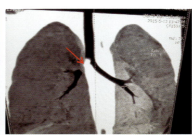

肺部CT检查提示右侧支气管异物

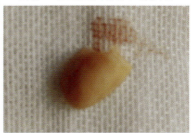

取出异物后的患儿　　　　　　取出的花生仁

第八节 儿童误吸花生仁致支气管异物病例一

事发时间：2015年5月14日。

初次就医时间：2015年5月15日。

初次就医医院：当地县医院。

第二次就医时间：2015年5月16日。

第二次就医医院：当地的某市三甲医院。

第三次就医时间：2015年5月16日。

第三次就医医院：成都市某三甲医院。

末次就医时间：2015年5月16日。

末次就医医院：成都市妇女儿童中心医院。

主诉：进食花生时突然大哭致呛咳、吼喘3天。

病情简介：患儿，女，3岁。患儿于3天前晚上在家进食花生时因与哥哥争一瓶矿泉水而突然大声哭闹后发生呛咳、呼吸困难、呕吐，随后好转，无声嘶、喉鸣，无面色绀等表现。随后出现阵发性咳嗽、吼喘表现，进食吞咽正常。第二天，患儿咳嗽频繁，吼喘明显，家长带孩子到当地医院就医，医师建议转上级医院治疗。家长带孩子到当地市级三甲医院就医，当地市级医院建议转上级医院就医，孩子家长又带孩子到成都市某三甲医院就医，该院立即给予胸部CT扫描检查，提示右侧支气管异物，建议转成都市妇女儿童中心医院耳鼻喉科就医。

专科检查：生命体征正常，阵发性咳嗽、吼喘，无明显口唇发绀、声嘶、喉鸣，无三凹征，呼吸24次/分，血氧饱和度为92%~95%，听诊右肺呼吸音明显降低，左肺呼吸音正常。

临床诊断：右支气管异物。

医疗处理：

（1）告知家长患儿目前病情较重，需要住院行硬质气管镜探查异物取出术。

（2）立即禁食、禁饮、卧床休息，保持安静，尽量避免患儿哭闹，防止异物发生移位阻塞主支气管或声门而导致呼吸道梗阻，使患儿窒息死亡。

（3）尽快行硬质气管镜探查异物取出术。

手术方式：硬质气管镜探查异物取出术。

手术探查时间：2015年5月16日20点。

麻醉方式：全身麻醉。

术中所见：在0°硬质气管镜下发现右侧支气管开口处异物阻塞，其余气道未见明显异常。

取出异物所：取出异物为1/3粒花生仁。

一次误吸花生导致的气管异物使全家奔波、辗转一县二市，四家医院，一家四口总动员，爸爸、妈妈、爷爷、奶奶齐上阵。

儿童意外伤害不仅仅带给孩子伤害，也带给亲人们担忧和焦虑。

我在临床工作中常常有患儿家长问我这样的问题："多大的孩子才可以吃花生、瓜子？"

面对这样的问题我常常在深思：孩子的乳牙全部萌出后有一定的咀嚼能力，重要的是进食时孩子的状态。古人言食不语，讲的就是在进食时不要讲话。

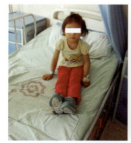
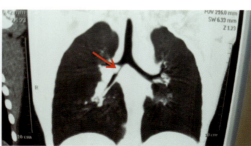
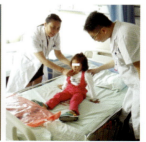

| 气管异物患儿住院时的照片 | 术前CT提示右侧支气管异物 | 支气管异物取出后笔者查房检查患儿恢复良好 |

  儿童误吸花生仁致支气管异物病例二

事发时间：2015年6月5日。

事发地点：患儿家中。

首次就医时间：2015年6月5日。

首次就医医院：当地医院。

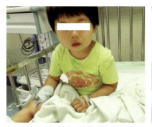

患儿取出气管异物后第
一天住在重症监护室时

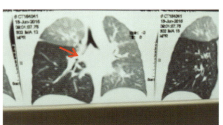

CT提示右侧肺部下叶支气管异物影

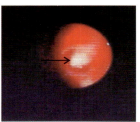

0°镜下可视镜发现
异物阻塞右下支气管

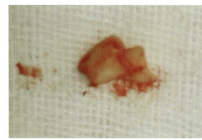

取出右肺下叶支气管口异物

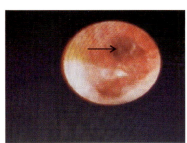

右侧支气管异物取出后支气
管开口通畅

再次就医时间：2015年6月16日。

主诉：进食花生时突然呛咳、吼喘11天。

病情简介：患儿，女，3岁。于11天前在家进食花生时突然大声哭闹后发生呛咳、呼吸困难、呕吐，随后好转，无声嘶、喉鸣，无面色绀等表现。随后出现阵发性咳嗽、吼喘表现，家长带孩子到当地一家医院就医。咽喉部未见异物，进食吞咽正常，家长未及时再就医治疗。发病后11天，患儿仍频繁咳嗽、吼喘，家长将患儿带到成都市妇女儿童中心医院治疗。

专科检查：生命体征正常，阵发性咳嗽、吼喘，无明显口唇发绀、声嘶、喉鸣，无三凹征，呼吸24次/分，心率112次/分，听诊右肺呼吸音明显降低，左肺呼吸音正常。

临床诊断：右支气管异物。

辅助检查：胸部CT检查提示右侧支气管异物可能。

影像学诊断：右侧支气管异物可能。

医疗处理：

（1）告知家长患儿目前病情较重，需要住院行硬质气管镜探查异物取出。

（2）立即禁食、禁饮，卧床休息，保持安静，尽量避免患儿哭闹，防止异物发生移位阻塞主支气管或声门而导致呼吸道梗阻，使患儿窒息死亡。

（3）尽快行硬质气管镜探查异物取出术。

手术方式：硬质气管镜探查异物取出术。

麻醉方式：全身麻醉。

在可视0°硬质气管镜下发现右侧支气管开口处异物阻塞，其余气道未见明显异常。取出异物为两粒嚼碎的花生仁。

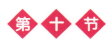

第十节　儿童误吸猪骨致支气管异物病例

事发时间：不详。

首次就医时间：2015年3月22日。

主诉：咳嗽、吼喘2周，加重3天。

病情简介：患儿，女，2岁。患儿于入院前2周无明显诱因咳嗽，无发烧、流涕、咽痛等症状，家长未引起重视。随后患儿咳嗽加重，伴吼喘，家长在家自行给予患儿雾化治疗，自行服用感冒药后症状未见好转。近3天来患儿咳嗽加重，吼喘明显，于2015年3月22日来成都市妇女儿童中心医院儿内科就医。考虑呼吸道感染、肺炎，给予肺部DR拍片，提示左侧肺部有高密度影，放射科建议行CT检查。肺部CT检查提示左侧肺部有高密度影，性质待定，异物不能排除。请耳鼻咽喉头颈外科会诊，耳鼻咽喉头颈外科以支气管异物收入住院。

专科检查：患儿安静时无明显三凹征，哭闹后可闻及喉鸣及轻微三凹征，无声嘶，听诊肺部左肺呼吸音较右肺低，呼吸30次/分，血氧饱和度90%，脉搏104次/分，面色、口唇无发绀。

临床诊断：咳嗽原因待查，支气管异物待排。

医疗措施：

（1）收入监护室，监护生命体征，告知家长患儿病危。

（2）吸氧、安静休息，防止患儿剧烈哭闹，致使异物移位堵塞声门而导致儿童窒息死亡。

（3）积极做好围手术期准备，在麻醉允许的情况下尽快行硬质气管镜探查异物取出术。

手术方式：硬质气管镜探查异物取出术。

麻醉方式：全身麻醉。

2015年3月23日在全身麻醉下行硬质气管镜探查异物取出术。

术中发现左侧支气管有异物阻塞，管腔通气受阻。该处支气管黏膜充血、肿胀、肥厚，较多分泌物。

取出异物为一块质地尖锐的猪骨。

专家点评

（1）一块坚硬的骨质不知何时被误吸进了一个年仅2岁女孩的支气管内，而且吸入的时间近20天。

（2）孩子咳嗽近20天，经过雾化、服药治疗毫无好转。

（3）孩子无知又无辜，家长一定记住这样的教训，不要让意外再次出现，不要让危险再次发生。

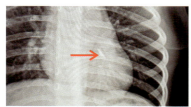 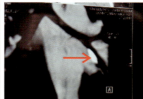

肺部DR片检查，箭头所指为异物影　　　　肺部CT检查提示异物

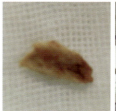 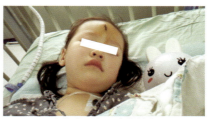

左侧支气管取出　　　　　患儿术后在重症监护室
的骨质异物片反面

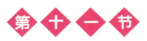
第十一节 儿童误吸花生糖致支气管异物病例

事发时间：2015年3月23日。

事发地点：患儿家中。

主诉：误吸花生糖发生呛咳，呼吸困难，发烧3天。

病情简介：患儿，男，1岁。于发病前3天在家进食花生糖后突然呛咳，呼吸困难，面色发绀，随后上述症状好转，家长未引起重视。次日患儿间断性咳嗽、吼喘，家长自认为是感冒，给患儿服用感冒药后咳嗽无好转，出现气紧、呼吸困难。事发后第三天，患儿咳嗽加重，伴发热，家长立即带患儿到笔者诊断室就医求治。

专科检查：患儿呼吸急促，呼吸35/分，体温39℃，血氧饱和度90%左右，心率120/分，可闻喉鸣，无声嘶，可见轻微三凹征，听诊肺部，右肺呼吸音基本消失，左肺呼吸音增强。

辅助检查：肺部CT检查提示右肺异物伴阻塞性肺气肿征。

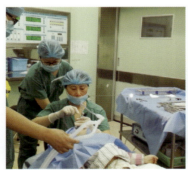
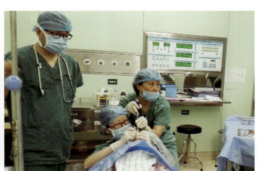

笔者和科室医生一起为孩子行手术取出异物　　　　　　抢救过程

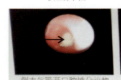
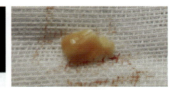

术中可视镜采集的支气管内异物　　　　取出的气管内异物花生仁

临床诊断：

（1）支气管异物伴肺部感染。

（2）阻塞性肺气肿。

医疗处理：

（1）立即入住监护室监护生命体征，告知家长患儿病危。

（2）吸氧，保持安静，防止剧烈哭闹使异物移位阻塞气管而导致患儿死亡。

（3）积极做好围手术期准备，抗感染治疗，等到全身麻醉允许后尽快行硬质气管镜探查取出异物。

手术方式：硬质气管镜探查异物取出术。

麻醉方式：全身麻醉。

术中右侧支气管开口处可见大量的脓性分泌物阻塞，吸尽脓性分泌物后见支气管被乳白色异物阻塞，该处支气管黏膜充血、肿胀。

取出异物为1/5粒花生仁。

第三章　儿童玩具类气管、支气管异物

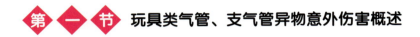 **玩具类气管、支气管异物意外伤害概述**

　　儿童非食物性气管异物在临床上较食物性气管异物相对少见，但也时有发生。由于非食物性异物的危害较食物性气管异物大，临床上处理更为困难，原因是非食物性气管、支气管异物的体积一般都较食物性气管异物大，且异物的形状各异，有些异物形状尖锐，有些异物形状不规则，有些异物光滑、圆润，普通的异物钳难以钳夹，一旦发生，取出的难度加大。玩具类异物一旦发生，更容易导致并发症。玩具类异物主要以玩具、小物件为主，由于孩子在玩耍玩具时发生误吸，有时家长并不知晓。发生异物误吸后主要以咳嗽、喘气、呼吸困难为主，临床上常常误诊为上呼吸道感染、哮喘、肺炎、支气管炎等，这便容易导致误诊或延迟诊断的原因。请家长们务必加强对儿童玩耍玩具时的安全教育，培养儿童正确玩耍玩具的方法，提高儿童意外伤害的预防意识，尽最大可能减少儿童气管异物危险事件的发生。同时提醒医务人员，儿童气管、支气管异物病史隐匿，容易误诊，为此，请尽可能提高儿童气管、支气管异物的诊断的准确率，提高家长和医生们对儿童气管、支气管异物的认识，及时就医、及时诊断、及时治疗，将儿童气管、支气管异物的风险和危险降到最低。

　　下面呈现几例非食物性气管异物意外伤害的典型病例，意在警示家长、医生加强防范，提高认识，使儿童气管、支气管异物得到及时诊断和治疗。

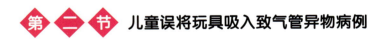 **儿童误将玩具吸入致气管异物病例**

　　事发时间：2013年12月13日。

　　事件发生地：患儿家中。

　　就医时间：2013年12月13日。

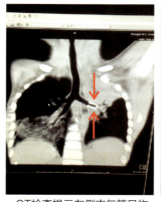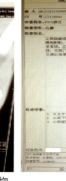

CT检查提示左侧支气管异物　　　术前CT报告

主诉：咳嗽3天，气紧，口唇、面色发绀1小时。

病情简介：患儿，男，4岁。入院前3天，患儿无明显诱因突然剧烈咳嗽，气紧，呼吸困难，面色苍白，无发烧、声嘶、喉鸣，随后呼吸困难好转。家长将孩带到当地医院就医，被诊断为感冒，给予口服药物治疗，无明显好转，仍咳嗽、气促，未引起家长重视。发病后的第三天，患儿突然剧烈咳嗽，面色、口唇发绀，呼吸急促，烦躁，三凹征，立即被带到笔者所在医院急诊就医。查体：体温36.8℃，呼吸32次/分，心率190次/分，血压92/75毫米汞柱★，血氧饱和度为78%，心电图提示心动过速，T波改变，急诊门诊诊断为急性肺炎、心肌炎，给予维生素C、地塞米松、甘露醇静脉滴注，无效，急诊收入ICU。由于病情危重，向家长下达病危通知。

ICU医生请耳鼻咽喉头颈外科急会诊。

专科检查：听诊肺部，左肺呼吸音基本消失，行肺部CT检查提示左肺支气管口阻塞，支气管异物不能排除，为明确诊断，拟行硬性气管镜检查。

追问病史：家长仍否认异物吸入史。

紧急处理：急诊行硬性气管镜探查性检查。

麻醉方式：全身麻醉。

手术方式：硬性支气管镜检查异物取出术。

术中所见：左侧支气管开口处可见银白色圆柱形塑料玩具样异物，完全阻塞左侧支气管开口。异物凹面朝向支气管向上开口处。

★：1毫米汞柱=0.133千帕。

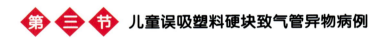

取出异物：玩具车上的一圆柱形银白色塑料异物体积约2厘米x3厘米x2厘米。

病因追踪：患儿自诉将玩具车放在口中咬玩时误吸入呼吸道。

专家点评

（1）患儿气管异物体积较大，幸好阻塞在单侧支气管，如阻塞在气管，患儿将会有窒息的危险。

（2）该例异物为圆柱体异物，光滑、体积大，与气管镶嵌较紧，增加取出的难度，降低异物移位的风险。

（3）幸好异物的空心面朝向上，便于钳取，否则异物取出非常困难。

温馨提示

（1）儿童意外无处不在，随时发生，家长一定要备加小心。对年龄较大的儿童，病史除询问家长外，还需反复询问儿童，才能更加明确病史，便于诊断。

（2）医生询问病史应更加详尽，对于儿童咳嗽、呼吸困难，一定要尽可能排除异物，否则十分危险。没有异物史，不等于没有异物。

第三节 儿童误吸塑料硬块致气管异物病例

事发时间：2014年9月7日。

事发地点：放学回家途中。

主诉：误吸塑料块致咳嗽、呼吸困难18天。

病情简介：患儿，女，8岁。于发病前18天，在放学回家的路上，将一块红色的塑料块放入口中玩耍，在与同学嬉笑时不慎误吸入气管，当时导致患儿剧烈咳嗽、吼喘，无声嘶、喉鸣，无呼吸困难，进食、吞咽正常，无发烧。事发当日在当地区医院就医，被诊断为气管炎、肺炎，给予治疗无效，患儿频繁咳嗽、吼喘，又转入当地县医院就医治疗。看到患儿消瘦，又伴咳嗽不止，当地县医院考虑为结核，给予胸片检查，结果提示：气管内可见高密度影，异物可能，给予抗炎、抗感染治疗，咳嗽无明显好转，表现为轻微呼吸困难，无声嘶、喉鸣，当地医院治疗无效，于2014年9月24日转入笔者所在医院就医，以气管异物收入住院。

专科检查：患儿消瘦，精神萎靡，频繁间歇性咳嗽，可闻及轻微喉鸣，无声，未见明显三凹征，口唇无明显发绀。安静时呼吸25~30次/分，心率98~105次/分，血压：89/63毫米汞柱，血氧饱和度86%~90%。双肺呼吸动度一致，听诊双肺呼吸音基本对称，左肺较右肺呼吸音弱，未闻及明显啰音。

辅助检查：胸部CT检查提示气管内可见高密度影。

临床诊断：气管异物。

处理措施：

（1）收入病房重症监护室，吸氧，监护生命体征，保持患儿安静休息。

（2）告知家长孩子病情危重，下达病危通知书，立即禁食、禁饮。

（3）卧床休息，防止剧烈活动引发咳嗽，使异物移位镶嵌于声门处而导致患儿窒息死亡。

（4）适当补液支持治疗，积极做好围手术期准备，尽快行气管镜探查，取出异物。

手术方式：硬质气管镜下气管内探查异物取出术。

麻醉方式：全身麻醉。

术中采用直径4.5毫米的硬质镜探查，气管中下段可见一红色异物阻塞气管，该处气管黏膜充血、肿胀，可见分泌物。术中触碰异物感觉质硬，表面光滑，钳夹异物通过气管镜困难，改为夹住异物后随气管镜一起推出。第二次再次置入气管镜检查，见气管、支气管腔通畅，未见异物残留，气管黏膜充血，轻微渗血。

术后听诊肺部，双肺呼吸音对称，未闻及啰音。

取出异物为一长方体红色塑料物，长约4厘米x1厘米x1厘米，异物表面光滑，质地坚硬。

术后送重症监护室监护生命体征24小时，次日转回病房，多参监护生命体征正常，咳嗽停止。

2014年9月27日痊愈出院。历时18天的气管异物于发病后20天痊愈出院。

温馨提示

（1）儿童的安全教育极为重要，不仅仅要对学龄前儿童，对学龄儿童仍需要进行安全教育。

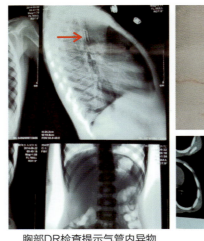

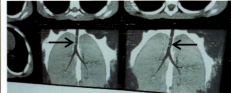

取出气管内
红色塑料长方体异物

胸部DR检查提示气管内异物　　　　胸部CT检查提示气管内异物影

（2）教育儿童不能将玩具或其他小物件放口中玩耍。

（3）一旦发生异物误吸一定要及时告知父母或老师，及时到医院就医，并告知医生有误吸异物的病史。

（4）对儿童意外伤害的预防要形成家庭、学校、患儿"三位"联动的有效预防机制。儿童意外伤害危害极大，预防尤为重要。

第四节　儿童误吸笔帽致支气管异物病例

事发时间：2014年7月。

事发地点：患儿家中。

主诉：误吸笔帽后咳嗽、呼吸困难3小时。

病情简介：患儿，男，9岁。暑假在家做作业时，将笔帽含在口中玩耍，不慎误将笔帽吸入，导致剧烈咳嗽，随后出现呼吸急促，呈阵发性刺激性咳嗽，家长发现后询问患儿得知误吸笔帽，立即带患儿到笔者所在医院就医。行胸部CT检查，提示支气管高密度影，以气管异物收入住院。

专科检查：患儿呼吸急促，30次/分，心率100次/分，血氧饱和度90%，血压

102/64毫米汞柱，可见轻微的三凹征，无声嘶。双肺听诊，左肺呼吸音较右侧底，闻及明显的啰音。

临床诊断：支气管异物。

围手术期医疗处理措施：

（1）立即收入院，入监护室监护生命体征，立即面罩吸氧，持续低流量。

（2）告知家长患儿病情危重，下达病危通知书。

（3）告知患儿立即禁食、禁饮。

（4）卧床休息，防止剧烈活动引发咳嗽，导致异物移位镶嵌于声门处而致患儿窒息死亡。

（5）适当补液支持，对症治疗，积极做好围手术期准备，待禁食、禁饮8小时后尽快行气管镜探查，取出异物。

手术方式：硬质气管镜下气管内探查异物取出术。

麻醉方式：全身麻醉。

术中采用直径4.5毫米的硬质镜探查，左气管中下段可见一乳白色异物阻塞气管，该处气管黏膜充血、肿胀，可见分泌物。术中触碰异物感觉质硬，表面光滑，钳夹异物通过气管镜取出困难，改行夹住异物后随气管镜一起推出。第二次再次置入气管镜检查见气管支气管腔通畅，未见异物残留，气管黏膜充血，轻微渗血。

取出异物为一圆锥体的塑料笔帽。

取出异物后患儿双肺呼吸音恢复对称，未闻及啰音，呼吸22次/分，血氧饱和度99%。

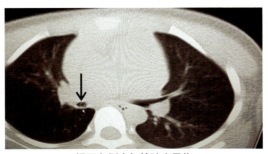
提示左侧支气管腔内异物

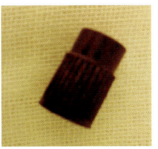
支气管里取出的笔帽异物

术后患儿转重症监护室继续监护24小时，后转回耳鼻咽喉头颈外科病房，次日痊愈出院。

专家点评

（1）学龄期儿童发生气管异物不在少数，大多数以学习用具为常见，有削笔刀、橡皮擦、笔帽、笔芯等。

（2）学龄期儿童虽已接受知识教育，但缺乏危险意识，好奇心强，又想摆脱成人的监管，故也是意外的高发群体，应该引起家长的高度关注。

温馨提示

学龄期的儿童安全意识的教育应该与文化知识同步。

第 五 节 儿童误吸口哨致支气管异物病例

事发时间：2014年10月12日。

事发地点：患儿家中。

主诉：误吸玩具后咳嗽、呼吸困难3小时。

病情简介：患儿，男，8岁。周日患儿在家，将口哨放入口中吹玩时不慎误吸，导致剧烈呛咳，呼吸困难，喘鸣，呼吸时患儿发出口哨音，家长闻讯后立即查看患儿口中，未发现异物，见患儿剧烈咳嗽、吼喘严重，立即带孩子去家附近的一家三甲医院就医，该院医生高度怀疑气管异物，立即建议将患儿转入笔者所在医院治疗。

专科检查：患儿呼吸稍急促，呼吸时可闻口哨声，呼吸25次/分，无喉鸣、三凹征，无口唇及面色发绀，听诊左肺，呼吸音较右肺低。

辅助检查：

（1）纤维鼻咽喉镜检查，咽喉部未见异物。

（2）肺部CT检查提示右肺支气管高密度异物影，支气管异物。

临床诊断：左肺支气管异物。

医疗处理：

（1）立即收入住院，入监护室，多参监护生命体征，面罩吸氧。

（2）向家长下达患儿病危通知，患儿禁食、禁饮，卧床休息。

（3）嘱患儿保持安静，防止活动后剧烈咳嗽使异物移位阻塞声门而导致窒息死亡。

（4）积极补液，对症支持治疗，积极做好围手术期准备，尽快手术取出异物。

术中发现左侧支气管开口处异物阻塞，有分泌物潴留。

取出异物为一白色塑料物，长约3厘米，两端尖锐。

温馨提示

（1）儿童气管异物常见于1~3岁儿童，以花生、瓜子、核桃异物为多见，玩具异物时有发生。

（2）该例支气管异物发生在8岁儿童，属于学龄儿童，异物较大，危险性大。

（3）呼吁家长、学校正确引导儿童玩耍玩具，防止不必要的意外发生。

（4）呼吁玩具生产厂家积极思考玩具的安全性，标明玩具在玩耍时的注意事项及危险性，标明该玩具适应儿童的年龄，是否需要家长、老师陪伴玩耍等注意事项，尽可能避免生产有安全隐患的玩具。

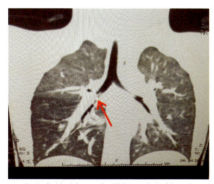

患儿术前肺部CT扫描提示支气管异物　　　从患儿支气管取出的异物

 儿童误吸塑料玩具致气管异物病例

事发时间：2014年10月10日。

事发地点：患儿家中。

主诉：误吸塑料玩具异物致咳嗽、吼喘8天。

病情简介：患儿，女，4岁。于入院前8天将一长条形口吹玩具放入口中吹耍时不慎误吸，顿时出现阵发性、刺激性剧烈呛咳，伴吼喘，无明显声嘶，无面色、口唇发绀，无三凹征，无明显的呼吸困难。

发病当天晚上家长立即送患儿到当地医院就医，在去急诊就医的途中，患儿呛咳好转，当地医院为孩子检查口咽部未见异物，未予治疗，嘱患儿回家观察。

发病后两天无明显异常，第三天晚上患儿发烧，体温38.5℃，咳嗽，呼吸困难。

发病第四天，家长将患儿带到笔者所在医院就医。首先去呼吸科，被诊断为感冒，告知异物基本可以排除。家长不放心，又找笔者为孩子检查，后发现患儿左侧肺部呼吸降低。

追问病史得知患儿发病前在玩耍玩具时咳嗽、呼吸不通畅，有误吸玩具的病史，发病前无上呼吸道感染咳嗽的症状，高度怀疑患儿呼吸道异物。笔者给孩子开出两份检查单，一份是儿童纤维鼻咽喉镜，希望排除咽喉异物，另一份是肺部CT扫描检查，排除呼吸道异物，同时特别叮嘱家长不要再给患儿进食、喝水，立即前去检查，但患儿家长心存侥幸，宁肯相信孩子是感冒，没有去做辅助检查，自行离开了医院。

发病后第五天孩子出现喉鸣、呼吸困难、咳嗽、喘鸣，活动后呼吸困难加重，感胸痛，家长感到问题严重，但仍继续按感冒为孩子治疗。

发病后第六天患儿病情继续加重，呼吸困难更加严重，家长再次带孩子到成都市妇女儿童中心医院，按三天前笔者开具的肺部CT检查单去做了检查，结果提示左侧支气管异物，门诊以呼吸道异物急诊收入住院。

专科检查：多参监护提示呼吸30次/分，心率119次/分，血氧饱和度88%~92%，体温37.4℃，可闻喘鸣，未见明显三凹征，无声嘶，无口唇发绀。双肺可闻及明显的哮鸣音；左肺呼吸音较右肺明显降低。

辅助检查：肺部CT扫描提示左肺支气管阻塞，异物可能。

处理措施：

（1）立即将患儿收入住院，入监护室监护生命体征，面罩吸氧。

（2）下达患儿病危的书面通知，告知家长患儿病情危重，立即停止对患儿禁食、禁饮。

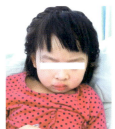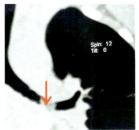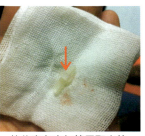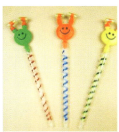

玩具误吸入气管的女孩　CT检查提示左侧支气管异物　从儿童左支气管里取出的　儿童发生气管异物玩具
　　　　　　　　　　　　　　　　　　　　　　　　塑料异物

（3）嘱患儿安静卧床休息，防止患儿哭闹导致异物移位阻塞气管或声门而导致窒息死亡。

（4）积极补液，对症支持治疗，做好围手术期准备，尽快行硬质气管镜探查异物取出。

手术方式：硬质气管镜下气管支气管探查异物取出术。

麻醉方式：全身麻醉。

术中发现左侧支气管开口处有一异物阻塞，可见该处分泌物。右侧支气管及气管未见异常。

取出异物为一白色的玩具塑料，质地硬，不规则，两端尖锐，长约3厘米。

异物取出后患儿呼吸恢复正常，双肺呼吸音对称，术后三天咳嗽停止出院。

专家点评

儿童气管异物是常见病、多发病，耳鼻咽喉头颈外科把该疾病作为危重急症对待。孩子发病后由于症状以咳嗽、吼喘为主，按就医就习惯，首诊是儿内科，常常容易被误诊为感冒、肺炎、支气管炎。

温馨提示

（1）儿童天性好奇、好玩，放在口中吹的玩具是孩子最喜爱的玩具之一。

（2）对于儿童以咳嗽为主的疾病，儿童呼吸内科医生在未排除异物前不要轻易做出感冒、肺炎、支气管炎、哮喘的诊断，一定要在尽力排除呼吸道异物后才考虑其他诊断。因为感冒、肺炎、支气管炎、哮喘与气管、支气管异物相比较，气管、支气管异物更具有危险性，属于儿童急症。

（3）对于儿童气管、支气管异物，家长、医生及幼儿园的老师应该本着宁可信其有，不可信其无的原则积极就医、积极排查，防止误诊误治。

第七节 儿童误吸铁钉致支气管异物病例

事发时间：2013年3月。

事发地点：患儿家中。

主诉：玩耍时误吸铁钉致咳嗽、胸痛1天。

病情简介：患儿，男，5岁。发病前在家自行用一颗铁钉撬木缝玩耍，铁钉突然反弹入口中，导致患儿当时剧烈咳嗽，呼吸困难，无咯血，无声嘶，随后患儿出现阵发性呼吸困难、咳嗽，但又不敢告诉家长。晚饭时患儿咳嗽不止，家长误认为患儿是感冒，要带患儿去看医生，患儿才告诉父母玩耍时将铁钉误吸入口中发生咳嗽、胸痛的情况，家长立即带孩子来到笔者诊断室就医求治。

专科检查：患儿神志清楚，生命体征正常，无面色发绀、三凹征、呼吸困难及声嘶，阵发性刺激性咳嗽，咽喉部检查未见明显异物。听诊双肺，呼吸音基本对称。

辅助检查：胸部DR检查提示右侧肺内右侧主支气管条状影，不排除异物可能。

临床诊断：支气管异物。

治疗方案：全身麻醉下行硬性气管镜探查异物取出术。

麻醉方式：全身麻醉阻断呼吸状态。

术中发现右侧主支气管腔内有一根铁钉状异物。

取出异物为一铁钉，异物长约1.5厘米。术后患儿带气管插管送重症监护室监护治疗。

术后第二天患儿生命体征正常，咳嗽停止，胸痛消失。听诊双肺，呼吸音对称。

术后第三天复查胸部DR提示气管、双肺支气管均未见异物影，生命体征全部正常，痊愈出院。

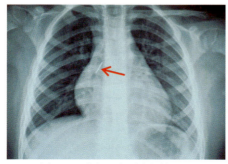
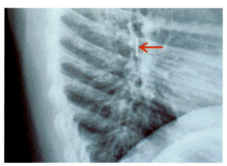

胸部DR正位提示右侧支气管异物　　　　胸部DR侧位提示右侧支气管异物正位

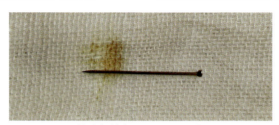

从支气管中取出的铁钉异物

专家点评

　　该病例患儿为学龄前儿童，智力水平正常，能准确地叙述病情，提供病史，故病程较短，仅一天即得到确诊治疗，预后良好。铁钉未刺破患儿的气管、支气管而导致并发症发生，值得庆幸。

第六编

儿童食管异物意外伤害

第一章　儿童食管异物相关问题

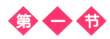 儿童食管异物意外伤害概述

　　孩子认识世界的方式与成人不同，除了用眼看、用耳听、用手去触摸外，还会用口去尝，因此，儿童误咽异物、误服药物、误食有毒有害的物品是较为常见的。其中，儿童的食管异物是儿童最常见的意外伤害，在耳鼻咽喉头颈外科临床发病率极高。

　　成人的食管异物大多数是食物性食管异物，非食物性异物主要有义齿（假牙），特别是老年人有时可能会发生将假牙误咽入食管而发生食管异物。而儿童食管异物意外伤中，食物性异物只占异物的一小部分，其他异物占了较大的比例，主要以钱币、游戏币、植物、学习用品、玩具、衣服饰品等为多见。阎承先编写的《小儿耳鼻咽喉科学》一书指出儿童食管异物的种类繁多。笔者的《儿童食道异物60例临床分析》一文中指出，儿童食物性异物占37%，非食物性异物如玩具、学习用具、钱币等占63%，异物的种类多达16种。由此可见儿童食管异物与成人相比具有特殊性。由于儿童食管异物的特殊性，增加了儿童食管异物的风险和取出的难度，临床上遇到各式各样的异物从儿童食管内取出，让家长难以置信，让医生惊叹不已。面对儿童食管异物种类的繁多，在惊叹、难以置信、担忧的背后我们更多的应该是思考如何预防儿童食管异物的意外发生，如何引导家长关注儿童食管异物发生后的种种症状和表现，如何正确治疗，如何配合治疗，避免人为地延误治疗和发生并发症。

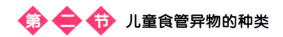 儿童食管异物的种类

　　本书将儿童食管异物的种类归纳分类为两大类，一类是儿童的食物性异物；另一类是非食物性异物。在非食物性异物类中腐蚀性异物和尖锐食管异物需要特别注意。其中以纽扣电池较为常见，在临床上较为多发。

一、食物性食管异物常见的种类

在临床上，儿童食物性异物常见的有猪骨、鱼刺、鸡骨、鸭骨、兔骨、核桃等。其中，猪骨所致儿童食管异物排在第一位，占儿童食物源性食管异物的90%以上。由于家长喜爱用猪骨头熬汤，炖粥喂孩子，加之家长在喂孩子时不细心，在小儿进食时常常与之说话、逗笑，或导致孩子哭闹，小儿年龄尚小，神经功能发育不健全，口咽部感觉迟钝，无法分辨食物及异物，常常将食物与异物一同误咽，导致食管异物的发生。

二、非食物性食管异物常见的种类

由于儿童天性好玩、好奇心强，不知危险，对食物的感知除了用眼睛看，还喜欢用手去触摸、用口去尝，所以常常把小玩具、糖纸、小玩物、金属硬币、游戏钱币、衣服纽扣、衣服上的小饰品、纽扣电池以及学习用具中的橡皮擦、笔帽等含在口中玩耍，不慎将异物咽下导致食管异物发生。

其中，金属硬币异物占非食物性食管异物90%以上，以一角面值的金属币为多见。

三、腐蚀性食管异物的种类

腐蚀性食管异物在成人较少发生，但儿童却时有发生。由于腐蚀性异物的特殊性，对儿童的危害极大。临床上常见的腐蚀性异物以纽扣电池最为常见，其次食品干燥剂等较为多见，在儿童食管意外伤害中占有一定的比例，这是儿童耳鼻咽喉头颈外科临床工作中应该特别关注的意外伤害。腐蚀性异物一旦发生，比其他食物性异物、非食物性异物的危险更大，治疗难度也更大，治疗效果欠佳，容易导致并发症和后遗症，严重时导致孩子死亡。

四、尖锐性食管异物

尖锐性食管异物是食管异物的一种特殊类型，一旦发生，危险性较大，极易发生并发症。临床上常见的尖锐性食管异物有骨质异物、鱼刺异物、图钉、竹签、铁丝等。食管为肌性器官，管腔壁较薄，厚度3~4毫米，尖锐异物容易划伤或刺破食管壁导致食管穿孔，刺破气管，导致食管、气管瘘的并发症，如刺伤大血管容易发生大出血，严重时可能导致死亡。

儿童由于语言表达能力低下，误咽异物后不能准确表述，家长又不知晓病史，更不能为医师的诊断提供有参考意义的病史依据，常常导致食管异物的误诊、误治或延迟诊断，严重时导致严重的并发症，给儿童带来不必要的痛苦，给家庭带来不必要的负担。本书通过一些典型的病例，向家长和医务工作者们讲述一些意外事件的发生及预后，以警示大家在生活中时时警惕食管异物的发生，更好地保护儿童的身体健康与生命安全。

儿童食管异物的意外发生重在教育和预防，防患于未然。

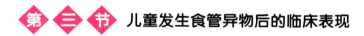
第三节 儿童发生食管异物后的临床表现

儿童由于受智力的限制，语言表达能力欠佳，发生食管异物后不能正确地表述，所以容易导致误诊或延迟诊断。那么婴幼儿发生食管异物后有哪些临床表现呢？我们可以通过这些临床表现初步判断孩子是否误食或误咽异物。如果孩子误咽异物的症状不明确或不确定，家长应该及时送孩子到医院就医，明确诊断，正确治疗，防止并发症的发生。婴幼儿发生食管异物后常见的临床表现有以下几点：

（1）哭闹烦躁。婴幼儿发生食管异物后，由于异物刺激咽喉食管，导致疼痛、不适，患儿不能用言语表述，表现为哭闹、烦躁不安。

（2）进食吞咽困难或进食后呕吐。婴幼儿发生食管异物后除了哭闹外，还主要表现为不愿进食，进食后呕吐，或进食时哭闹。但随着儿童的不断吞咽，当初卡在食管入口的异物可能发生移位，吞咽困难会有一定的好转，表现为可以由当初的不愿进食到可以进流质饮食，这时家长可能认为没事而大意、心存侥幸。

（3）干呕、唾液外溢。异物常常阻塞在食管的第一狭窄，食管入口离咽喉部较近，异物阻塞食管，唾液不能咽下，异物刺激咽喉部，患儿常常表现出干呕、流口水的现象。如果异物随之下移，上述症转可能会有所好转，这时家长有可能会放松警惕，认为孩子好了，容易导致延误诊断。

（4）咳嗽等呼吸道症状。由于食管异物阻塞食管，口咽部分泌物不能顺利到达食管，潴留在咽喉部，说话或哭闹时分泌物返流入喉部，气管发生刺激性咳嗽，家长误认为孩子是上呼吸道感染引发的咳嗽。

（5）呼吸困难。由于食管与气管比邻，食管的前壁与气管的后壁相邻，当异物较大时，对气管壁形成挤压，引发儿童刺激性咳嗽、呼吸困难。

食管异物长期误诊或延迟诊断容易发生并发症，会出现以下表现：

（1）食管穿孔。当尖锐异物刺破食管，或食管异物长期停于食管导致食管感染并穿孔，会出现颈胸部皮下气肿、纵隔气肿等，严重时出现食管气道瘘。

（2）感染。当尖锐异物刺破食管，或食管异物长期停于食管会导致感染，当感染扩散，会出现食管周围炎、食管脓肿、胸腔纵隔积液积脓，出现脓气胸、发热等全身中毒症状。

（3）出血。当异物刺破食管黏膜，可出现少量出血，当异物刺破大动脉，可出现大出血，危及生命。

（4）电解质紊乱。由于患儿进食困难，导致脱水、电解质紊乱的表现。

第四节 儿童发生食管异物后应注意的问题

当通过手术取出的异物放在家长手里时，家长们都会问一个相同的问题："孩子以后还会卡到异物吗？再次发生异物卡伤后我们应该注意些什么？"

是啊，如果孩子误咽异物时家长在现场，或知道孩子已误咽异物，此时应该怎么做？

（1）立即停止禁食、禁饮，不能再喂孩子任何食物、水和饮料等，因为儿童食管异物一旦发生，自行排出的可能性非常小，一般都需要在食管镜下或胃镜下手术取出异物，食管镜或胃镜取出异物需要在全身麻醉下进行，需要禁食、禁饮6~8小时。

（2）立即让孩子吐出口中残留的食物。食管异物发生后，一定要让孩子把口中残留的食物吐出，不要再咽下。

（3）切记不要用饭团、蔬菜等食物让孩子强行咽下。很多家长希望用饭团、蔬菜让孩子咽下异物，殊不知这样会导致食管进一步损伤，增加取出异物的难度。

（4）立即到有耳鼻咽喉头颈外科专科的医院就医。食管异物一旦发生，绝大多数孩子需要手术取出，耳鼻咽喉头颈外科可以完成这类手术，消化内镜可以协助取出，再转院会耽误手术时间。

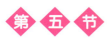 儿童发生食管异物后需要做的辅助检查

面对发生食管异物伤害的孩子，家长除了紧张、焦虑，更多的是担忧、害怕，家长问得最多的是"医师，可不可以不做检查？""为什么要做这些检查？""直接给孩子取出来就是了。"

当儿童误咽异物入食管后，家长们最关心医生会给孩子做哪些检查，每一项检查都会牵动父母的心，有一些家长不愿看到孩子受检查的痛苦，干脆拒绝做检查，回家后孩子病情加重再返回医院从而延迟了治疗，增加了孩子的痛苦，增加了治疗的难度和风险。所以，儿童一旦发生食管异物意外伤害，应配合医师做好必要的辅助检查，及时明确诊断，根据异物的位置、性质及时合理选择治疗方案，防止病情加重，防止发生并发症。儿童发生食管异物后一般需要做以下辅助检查：

（1）食管X线DR造影检查。由于儿童误咽异物后有部分异物不显影，必要时需行碘附醇造影检查，一般不主张对儿童采用硫酸钡造影。对于不显影的异物，应该选择其他方式检查。

（2）电子纤维胃镜检查。该项检查直观、清楚，对明确异物的位置、大小及其与食管的关系有很好的帮助，同时也可以取出异物。这个方法既可以检查，也用于治疗。

（3）金属硬质食管镜检查。这是临床上常用的检查方法，同时也是取出食管异物的常规方法，可以将检查和治疗一同进行。

（4）其他检查。根据儿童当时的身体情况，结合孩子的病程和病史，病情允许时还可能还需要做血常规、电解质、心电图、CT等检查。

温馨提示

请家长朋友们务必配合医生让孩子完成相关辅助检查，只有检查清楚、明确诊断后孩子才能得到正确的治疗。

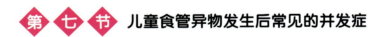

第 六 节　儿童食管异物的治疗方法

儿童食管异物一旦发生，自行排出的可能性较小，部分异物可能滑入胃内，大部分需要手术取。儿童食管异物在耳鼻咽喉头颈外科属于急症或亚急症，原则上需要尽快手术取出。那么目前在临床上取出食管异物的手术的方法有哪些？一般情况采用哪些方法？其中常见的手术方法有以下几种：

（1）电子胃镜下异物取出。

（2）硬性金属食管镜下异物取出术。

（3）Foley管取出异物。

（4）颈侧切开异物取出术。

（5）开胸异物取出术。

（6）剖腹异物取出术。

每一种方法都有一定的优缺点，具体采用哪种方法需要具体问题具体分析，需要结合患儿的年龄、异物的大小、异物的种类、异物镶嵌的部位、患儿的全身情况，以及医院及医生的技术条件选择适合孩子的最佳治疗方法。

第 七 节　儿童食管异物发生后常见的并发症

儿童食管异物发生后有以下常见的并发症：

一、脱水、电解质紊乱

食管异物发生后，儿童因年龄尚小不会表达，常常表现为不愿进食，或进食后呕吐、哭闹等。由于误咽异物不被家长所知，所以常常被家长误认为是感冒或消化不良等，从而忽略食管异物疾病，导致儿童较长时间不能正常进食、进饮，产生脱水、电解质紊乱等并发症。

二、食管穿孔

（1）误咽尖锐异物，如鱼刺、骨质异物、铁钉等，直接戳伤或穿透食管壁，导致食管穿孔的发生。

（2）误咽异物在食管停留的时间过长，未能及时发现取出而导致食管感染、穿孔等。

三、食管纵隔感染

异物损伤食管壁，导致食管穿孔后炎症扩散，并发食管周围炎、食管周围脓肿、颈部感染、颈深部脓肿、纵隔炎、纵隔脓肿等严重并发症。病人会出现颈痛、胸痛、高热、呼吸困难、咳嗽、全身中毒等症状。

四、出血

异物刺破食管黏膜小血管，导致食管黏膜轻微渗血，病人表现为呕吐物少量带血。如尖锐异物刺破食管周围大血管会导致致命性大出血，病人表现为呕血、便血、休克，严重时导致死亡。

五、食管气管瘘

由于气管、食管相比邻，气管位于食管的前面，尖锐食管异物刺破食管壁可能造成气管损伤，导致食管气管瘘等并发症，或因感染导致食管、气管穿孔。

第二章　儿童食物类食管异物病例

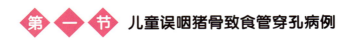 儿童误咽猪骨致食管穿孔病例

事发时间：2013年2月7日。

事发地点：患儿家中。

主诉：进食猪骨汤后孩子哭闹，不愿进食7天。

病情简介：患儿，女，1岁。于入院前7天喂食猪骨汤稀饭后孩子不愿进食，一进食就哭闹、呕吐，无呛咳、呼吸困难、声嘶、喉鸣。来笔者所在医院就医前已在多家医院多次就医。

发病后第一天：发病后立即在父母所在的医院及时就医，行食管及胸片检查未发现明显异常，未予以重视，孩子进食时仍哭闹、拒食。

发病后第三天：家长将孩子送到另一家三甲医院就医，考虑食管异物，再次行拍片检查，仍提示未见异常，建议输液治疗。

发病后第七天：患儿病情仍无好转，反而加重，出现发烧，进食时哭闹加剧，不愿进食，进食后呕吐。家长将孩子送到第二次就医的医院，医生考虑为食管异物，建议到笔者所在医院儿童耳鼻咽喉头颈外科进一步明确治疗。

体格查体：患儿精神萎靡，体温38℃，轻微脱水，哭闹，口水外溢，咽部检查未见异物，颈部无肿胀，无喉鸣声嘶，无呼吸困难，咽部充血，扁桃体Ⅰ度肿大，未见异物。

辅助检查：

（1）纤维鼻咽喉镜检查，可见大量唾液潴留在咽喉部，见明显异物。

（2）食管DR检查。采用吞服碘附醇食管DR检查，提示食管上端异物可能，怀疑食管穿孔。

初步诊断：

（1）儿童食管异物伴感染。

（2）食管异物伴食管穿孔。

治疗方案：

（1）告知家长患儿病情的严重性，需要住院治疗进一步检查明确。

（2）对症支持，抗感染治疗，在病情好转时尽快行食管探查取出异物。

（3）住院治疗期间向家长讲明病情可能发生的变化及意外。

手术方式：硬性食管镜检查排除或取出异物。

麻醉选择：全身麻醉。

术中发现食管上端异物阻塞，异物两端刺入食管黏膜，可见该处食管黏膜充血、肿胀，有较多脓性分泌物，疑食管穿孔。

取出异物为一硬性猪骨质，不规则，两端尖锐，约1.5厘米x2.5厘米大小。

术后处理：术后禁食、禁饮，安置胃管，抗感染、补液、补充电解质治疗。

术后10天行进行胸部食管DR检查，食管穿孔愈合，经口进食正常，痊愈出院。

延迟诊断的原因分析：

（1）患儿母亲是医务工作者，对患儿误咽异物保持高度重视，发病后立即就医，但就医后未能及时诊断为食管异物。

（2）患儿较小，不会表达误咽异物后的不适症状。

（3）就诊医院分别两次行食管DR辅助检查，均未能及时报告异物。

温馨提示

（1）低龄儿童发生食管异物后发病隐匿，症状不典型。

（2）发病后患儿不会表述病情。

（3）家长自认为喂养孩子的食品是安全的。

（4）通过此病例家长要加强对儿童食管异物意外伤害的认识，提高警惕。

（5）临床儿科医生及放射科医生要提高对食管异物的诊断水平。

（6）对于儿童有以下表现者家长及医生要高度怀疑食管异物。

a.不明原因进食后呕吐，进食吞咽困难，进食时哭闹、拒绝进食。

b. 将食物包含于口中久久不愿吞下或吐出口中食物。

一定要努力排除儿童食管异物意外伤害的可能。在没有排除食管异物之前，不要过早地做出消化不良的诊断，以免延误诊断及治疗。

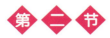

第 二 节 儿童误咽枣核致食管异物、食管穿孔病例

事发时间：2015年4月11日。

事发地点：患儿家中。

主诉：误咽枣核后吞咽不畅12天。

病情简介：患儿，男，1岁。于12天前进食枣子后不愿进食，进食后呕吐，进食时哭闹，唾液外溢，无呼吸困难、声嘶、喉鸣，无三凹征。家长怀疑患儿误咽枣核异物。父母均为某省级医院的医务工作者，给予观察，次日患儿大便中排出枣核一枚，家长认为患儿误咽的枣核异物已排出，便放心了。发病几日后患儿仍烦躁、哭闹，不愿进食，唾液外溢，家长带孩子去医院就医咨询，医师建议患儿家长观察。患儿哭闹频繁，饥饿时仅能喝一点流质食物，不能进食固体食物，进食后呕吐。发病后一周后患儿哭闹、烦躁明显好转，进流质食物量增加，唾液外溢明显好转，家长更认为孩子好了，但患儿仍不愿进食固体食物，进食时哭闹。发病后第八天，家长带孩子到笔者所在医院耳鼻咽喉头颈外科就医，给予食管CT检查，提示胸廓入口处纵隔内气管后方可见不均密度影，感染、脓肿不能除外，其他待排查。

家长带孩子回家，自行给予患儿服头孢类抗生素治疗5天，但患儿仍不能恢复到之前正常进食的状况，家长开始担忧。

发病后第12天，家长又带孩子到某三甲医院再次行食管CT检查，提示食管异物，患儿家长立即到笔者所在医院就医求治。

专科检查：患儿哭闹，轻度脱水状，唾液外溢，咽喉部未见异物，无喉鸣及三凹征，无呼吸困难。

临床诊断：食管异物。

医疗处理：立即收入住院，禁食、禁饮，补液、补充电解质，做好围手术期准备，等待禁食、禁饮6小时后尽快行食管镜检取出异物。

手术方式：硬质食管镜检探查异物取出术。

术中发现食管中段有异物阻塞，该处黏膜充血、肿胀，较多分泌物，夹取异物时黏膜出血明显。

取出异物为一枚枣核，两端尖锐。

术后处理：由于患儿误咽异物的时间过长，食管黏膜炎症加重，术后安置胃管，继续抗感染、输液、补充电解质治疗。

家长疑惑不解的问题一：孩子的枣核已从大便里排出，为什么还有第二粒？

笔者：儿童发生食管异物，大多数是单一的异物，但这个孩子是两个食管异物，从大便里排出了一粒，食管内还有一粒。家长误认为孩子只有一个异物，忽略了儿童双重食管异物的可能性。双重食管异物比单一的食管异物少见，但临床上也时有发生。

家长疑惑不解的问题二：孩子食管异物为什么第一粒已经大便排出，第二粒不能再从大便排出？

笔者：根据该例患儿的起病过程分析，孩子不是一次误食二粒枣核异物，应该是分次误食所致。当误食第一粒枣核致食管异物时，食管未损伤，异物可能顺利通过食管，经大便排出；枣核异物质地坚硬，两端尖锐，通过食管时导致食管黏膜的损伤、肿胀，第二粒异物就不能再像第一粒异物那样能顺利通过食管。

家长疑惑不解的问题三：孩子食管异物为什么症状由重变轻呢？

笔者：食管全长有四个狭窄处，其中第一狭窄位于食管的入口处，也是食管的最狭窄处，异物常常停留和镶嵌在此，此处距离咽喉部位置较近，所以发生异物误食时患儿的刺激症状较重，主要表现为干呕、进食困难、不愿进食以及进食后呕

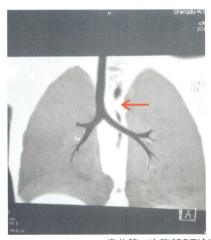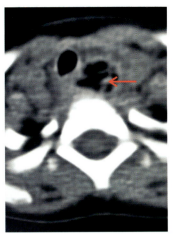

患儿第一次胸部CT检查提示食管异常改变

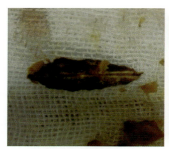

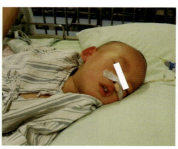

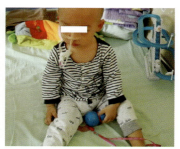

从患儿食管中取出的停留了
12天的枣仁核异物

患儿取出异物后安置胃管
并送重症监护室

患儿取出枣仁异物后
第二天在病床玩耍

出、烦躁、哭闹不安，症状表现较重。

随着异物对食管壁的挤压，异物刺激食管平滑肌的收缩，可能将异物向下段推挤，异物通过食管第一狭窄处，患儿的临床表现相对较前减轻，所以患儿表现出发病后期症状减轻，由烦躁不安、唾液外溢、哭闹转为相对安静，并能进流质饮食，似有好转迹象。

患儿家长：我们当初一直认为孩子的异物已排出体外，没想到有双重异物的可能。

笔者：虽然孩子已排出了一粒枣核，但症状始终没有恢复到从前的正常状态，这是医师和家长应该再度关心的问题，也需要医生去认真分析。

笔者接触的许多家长有一个共同的侥幸心理，都不愿相信孩子被异物卡伤了，不愿相信孩子有异物，不愿去面对全身麻醉手术探查，所以固执地选择观察、保守治疗，这也是本例患儿延迟诊断的原因之一。

温馨提示

对于儿童食管异物的意外伤害，笔者的医疗原则是宁可信其有，不可信其无，只有在充分排除异物的情况下，密切观察儿童的进食、吞咽情况才可能是安全的。

在此也非常感谢患儿的家长与笔者的交流与沟通，说出家长心中的困惑和不解，更感谢患儿的家长愿意将此病例呈现出来，以警示更多的家长，更多地关注孩子的平安。

孩子食管异物取出术后20天，家长又带孩子来到笔者诊断室复诊，孩子恢复正常了，家长很高兴，笔者欣慰。

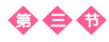 **4岁儿童吞食整颗核桃阻塞食管病例**

事发时间：2018年3月8日。

事发地点：上学途中。

主诉：孩子吞食整颗核桃后致呕吐、呼吸不畅6小时。

病情简介：患儿4岁，男。早上上学时家长将一颗剥壳后的整颗核桃放在孩子手中，让孩子一边走一边吃，途中孩子将整颗核桃放入口中吞食，因核桃太大未能吞下，卡在食管入口处并压迫气道，孩子出现呕吐、咳嗽、气紧，但核桃仍未咳出。孩子出现呼吸不畅、干呕不适、面色通红，立即被送到就近医院就医，当地医院建议立即将患儿转到笔者所在妇女儿童中心医院就医。

专科检查：患儿呼吸急促，干呕频繁，呕吐，痛苦面容，唾液外溢。

辅助检查：食管DR检查提示食管入口处异物。

医疗处理：全麻，消化内科采用电子胃镜取出异物，但因其巨大未能取出，转由耳鼻咽喉科在全麻下行食道镜异物取出术。

术中所见：由耳鼻咽喉科采用金属食管镜下取出异物。在麻醉过程中孩子剧烈呕吐，部分异物误吸入气道口，情况变得更加紧急。术中发现整颗核桃异物卡在食管入口处，该处黏膜由于异物压迫致充血肿胀，向前压迫气道,气道声门处可见异物。因核桃取出困难,最后在食管镜中将异物捣烂成块,分次取出。手术历经近9个半小时才将异物全部取出。

温馨提示

该病例提醒家长，注意坚果类食物6岁以下孩不推荐。 进食时应该坐好，在安静状态下进食。从小帮助孩子养成良好的进食习惯，让意外伤害远离孩子!

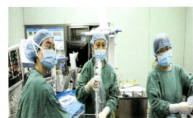
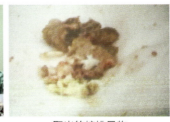
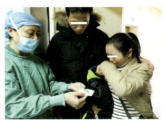

笔者（中）在手术途中　　　　取出的核桃异物　　　　笔者向家长展示取出的核桃异物

第三章　儿童玩具类食管异物

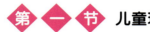 **儿童玩具类食管异物概述**

　　儿童食物性食管异物比较常见，但儿童非食物性异物致意外伤害更常见，二者相比，后者发病率更高，其异物的种类与食物性食管异物相比较更加繁多。笔者在《儿童食道异物100例临床分析》一文报道儿童食管异物种类多达16种，其中以玩具类硬币及学习用具为常见。本书中儿童玩具类异物的种类也较多，有夹子、多轮螺丝等。本书将通过一系列典型病例的呈现，告诉家长朋友们应该怎样去认识、防范儿童的食管异物意外伤害，努力降低儿童食管异物意外伤害的发生。

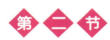 **儿童误咽燕尾夹致食管—胃内异物病例**

　　事发时间：2013年5月27日。

　　事发地点：患儿家中。

　　主诉：误咽燕尾夹致进食吞咽困难2天。

　　病情简介：患儿，男，3岁半。于入院前2天将燕尾夹含在口中玩耍，不慎咽下导致进食吞咽困难，进食时咽喉梗阻、疼痛而不愿进食，家长询问原因得知误咽燕尾夹，立即到当地医院就医，但当地医院无法取出，建议转入笔者所在医院耳鼻咽喉头颈外科治疗。

　　专科检查：患儿生命体征正常，咽喉部未见异物，无呼吸困难，无声嘶、喉鸣，双肺呼吸性对称，颈部环状软骨处压痛明显。

　　辅助检查：食管DR检查提示食管上端异物影。

　　影像学诊断：食管异物。

　　临床诊断：食管异物。

　　治疗：

　　（1）入院后立即禁食、禁饮，对症支持治疗、抗感染、补充电解质。

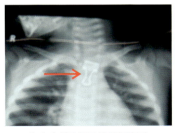 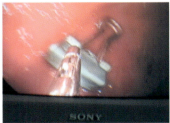 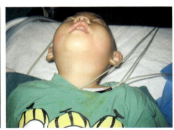

儿童食管DR正位所示异物　　　　　食管异物滑入胃内　　　　　手术台上的患儿

（2）做好围手术期准备。

（3）在全身麻醉下行金属硬质食管镜探查异物取出术。

手术方式：金属硬质食管镜下异物取出术。

术中发现异物位于食管颈段。由于异物呈异形，较大，且光滑，钳夹困难，多次钳取未成功，异物滑入胃内。

手术台上多科联合紧急会诊。

（1）请外科、消化内科、放射科会诊，手术台上行腹部拍片提示异物进入胃内。

（2）由消化内科在电子胃镜下取出异物。

手术历时4小时，参与抢救的医护人员达10人之多，涉及6个科室，最终取出被儿童误咽入食管的燕尾夹。

专家点评

（1）儿童食管异物多种多样，形状各异，异形而较大的异物取出有一定的困难和风险，有时需要切开取出。此病例虽然艰难，但是仍顺利取出，值得庆幸。

（2）该例食管异物属特殊异物类型，术前应该充分分析异物的形状，找类似异物试取，充分练习异物钳与异物的吻合度，争取为一次性取出异物做准备。

（3）呼吁医疗器械厂家应加强与医院医生的交流，研制出适合儿童的特殊食管异物钳，确保异物取出一次性成功。

温馨提示

（1）通过本例典型病例，希望家长提高儿童养育过程中的安全意识。

（2）儿童食管异物风险与儿童年龄不成正比，请家长务必小心看管好孩子，防止儿童食管异物意外伤害的发生。

（3）儿童食管较成人食管狭窄，以食管入口为最窄,儿童食管异物常见停留的位置是食管入口,较大的食管异物阻塞在食管入口可压迫气管导致呼吸困难。

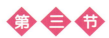
第 三 节 儿童误咽金属拉链锁致食管异物病例

发生时间：2013年11月12日16点40分。

事发地点：患儿家中。

主诉：患儿干呕时从口中掏出金属拉链锁。

病情简介：患儿，男，1岁。家长发现患儿干呕，从其口中掏出金属拉链锁后到医院就医。患儿无呼吸困难、喉鸣、声嘶、三凹征。医院给予患儿食管DR拍片，提示食管上段金属异物可能，从外院转入笔者所在医院就医治疗。

门诊诊断：食管异物。

处理措施：

（1）立即对患儿禁食、禁饮，对症支持治疗。

（2）做好围手术期准备，等待麻醉时间达到要求后行金属食管镜探查异物取出术。

手术方式：硬质食管镜下食管异物取出术。

麻醉方式：全身麻醉。

术中见食管入口处有灰白色异物阻塞，顺利取出异物。

取出异物为一金属拉链锁。

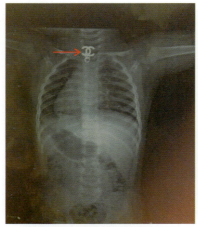 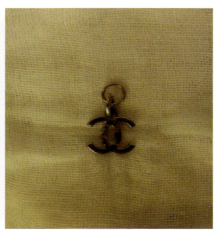

胸部DR提示患儿食管里的拉链异物　　　从患儿食管里取出的金属拉链异物

专家点评

（1）该例患儿年仅1岁，家长发现患儿呕吐，撬开其口腔发现一金属拉链锁，意识到孩子可能误吞了异物。

（2）该例患儿由于家长发现及时才得以及时确诊和治疗。

温馨提示

（1）发现儿童无明显诱因干呕，怀疑咽喉及食管有异物时一定要及时到医院就医。

（2）高度怀疑儿童食管异物的可能才能减少儿童食管异物的误诊。

 儿童误咽衣服拉链致食管异物病例

事发时间：2015年4月5日。

事发地点：患儿家中。

主诉：误咽衣服上的金属拉链2小时。

病情简介：患儿，女，2岁。在家玩耍时，将自己衣服上的金属拉链含在口中玩耍，正好被家长发现，立即大声制止患儿，但患儿却将金属拉链吞下，家长立即撬

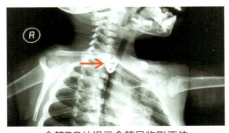
食管DR片提示食管异物影正位

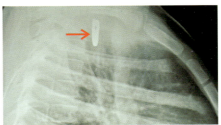
食管DR片提示食管异物影侧位

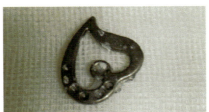
取出的食管异物

开患儿口腔未发现异物，但衣服上的金属拉链却不见了，家长怀疑孩子将拉链咽下，立即带患儿到医院就医。医生给予患儿食管拍片，提示食管内金属异物可能，建议住院取出异物。

辅助检查：食管DR检查提示食管异物。

临床诊断：食管异物。

医疗处理：立即收入住院，禁食、禁饮，补液支持，补充电解质，做好围手术期准备，尽快行金属硬管食管镜探查异物取出术。

术中所见：食管上段可见异物阻塞，食管黏膜充血、肿胀，黏膜轻微渗血。

取出异物为一金属心形异物。

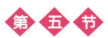 儿童误咽金属花瓣玩具致食管异物病例

事发时间：2013年9月25日。

主诉：误咽金属花瓣状异物，致吞咽疼痛4小时。

病情简介：患儿，男，6岁。放学后家长开车接患儿回家，患儿坐在座位上玩耍。吃晚饭时患儿不能进食，家长询问原因得知在回家的车上患儿将金属花瓣状异物含于口中玩耍，不慎将异物咽下致咽喉疼痛、不适，吞咽困难，家长立即带患儿到笔者所在医院就医治疗。

专科检查：患儿表情痛苦，无声嘶、喉鸣、呼吸困难，唾液不断外溢，颈部无红肿，环状软骨处轻压痛，咽喉部检查未见异物滞留。

辅助检查：

（1）纤维鼻咽喉镜检查可见咽喉部大量唾液滞留，未见异物。

（2）胸部X线光片食管检查提示食管上中段异物影，报告为食管异物不能排除，建议进一步确诊。

临床诊断：食管异物。

处理措施：立即禁食、禁饮、补液，对症支持治疗，做好围手术期准备，禁食6小时后行硬质金属食管镜异物取出术。

手术方式：硬质金属食管镜下异物取出术。

手术中见食管中上段处有异物阻塞食管，该处黏膜充血、肿胀。由于异物较大，与食管镶嵌较紧，取出困难。多次调整异物与食管的位置，最终通过食管镜将异物取出。

取出异物为一银白色花瓣状异物，直径约2厘米。

术后处理：由于异物较大，损伤食管黏膜较重，术后安置胃管辅助治疗。

专家点评

（1）患儿为6岁学龄儿童，应有一定的安全知识和危险意识。食管异物发生在较大的学龄儿童相对较为少见。

（2）该患儿在乘车时无聊，将异物含于口中玩耍致食管异物产生。将小物件或玩具含于口中玩耍是儿童常见的不良习惯，也是食管异物发生的常见原因。

（3）家长应从本病例中吸取教训，防止类似的意外再次发生。

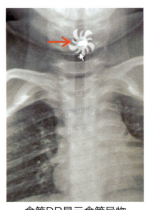 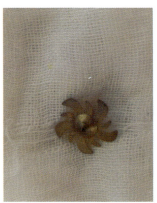 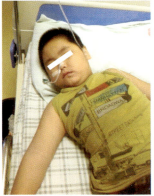

食管DR显示食管异物　　　取出的金属花瓣状异物　　　患儿术后安置胃管

节 儿童误咽金属陀螺致食管异物病例

事发时间：2014年5月22日。

主诉：误咽金属陀螺后不能进食5小时。

病情简介：患儿，男，7岁。下午放学后母亲骑电瓶车接他回家，孩子乘坐在电动摩托车后座上，将金属陀螺含在口中玩耍，不慎误咽金属陀螺致咽喉部疼痛、吞咽痛、咳嗽，晚餐不能下咽，咯血、声嘶、无喉鸣，立即到当地一家三甲医院耳鼻咽喉头颈外科就医，给予食管DR拍片检查，提示食管中上段异物影。该院告知患儿家长，显示异物位于食管危险部位，且异物尖锐，危险系数极大。患儿于当日转到笔者所在医院耳鼻咽喉头颈外科就医。

专科检查：生命体征平稳，咽部充血，扁桃体Ⅰ度大，咽喉未见异物，可见唾液潴留，颈部未见充血、肿胀，无明显压痛。

辅助检查：外院DR食管拍片提示食管中段异物影，报告：食管异物。

处理措施：

（1）立即禁食禁饮、补液，对症支持治疗，补充电解质，做好围手术期检查。

（2）全身麻醉下行硬质食管镜检查取出异物。

术中发现距食管入口5厘米处有异物阻塞，该处黏膜充血、肿胀。

取出异物为一齿轮状、直径约2.5厘米的尖锐金属物。

术后处理：由于异物较大、尖锐且为金属，食管黏膜损伤较重，术中同期安置胃管，术后给予支持、补液、补充电解质、管喂治疗。

手术前笔者与患儿的对话：

问："你几岁了？"

答："7岁。"

问："你现在哪里不舒服？"

患儿用手指着喉部说："这里痛。"

问："知道为何会痛吗？"

答："我吞了一个玩具陀螺后就开始痛了。"

问："你为什么要把玩具放在口中？"

答："不知道，好玩嘛!"

问："你知道这样玩很危险吗？"

答："不知道!"

问："老师、父母没告诉过你吗？"

患儿摇摇头回答："没有!"

问："你在医院害怕吗？"

答："很害怕！"

问："害怕什么？"

答："害怕打针。"

问："你现在的问题打针不能解决，需要手术取出，你害怕吗？"

答："不知道。"

多么幼稚的孩子啊！对打针很害怕，对手术不知道害怕，对危险不知道害怕！

孩子有太多的"不知道"，孩子身边有太多的意外和危险。

通过本病例的呈现，我们要把孩子的"不知道"变为孩子"知道"，孩子就能远离意外伤害。

专家点评

（1）笔者见过许许多多的家长教孩子背唐诗、宋词，《三字经》，却从未看见或听见家长在教孩子安全知识，把安全时时挂在口边。

（2）家长对孩子的安全教育意识有待提高。如果我们的家庭、社会对孩子的安全教育能像教孩子背唐诗、宋词那么重视，孩子的意外就会减少一点，孩子的安全就会更多一点。

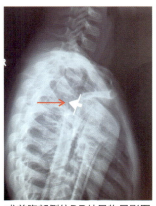
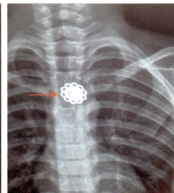
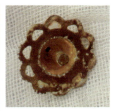
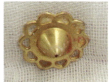

术前胸部侧位DR片异物显影图　　　术前食管DR正位片图　　　术中取出的陀螺异物

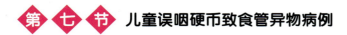

第 七 节　儿童误咽硬币致食管异物病例

事发时间：2014年6月1日。

事发地点：患儿家中。

主诉：误咽硬币致吞咽困难，咳嗽、呼吸困难2天。

病情简介：患儿，女，7岁。于入院前二天，将一枚壹圆硬币含在口中玩耍，不慎咽下，随后感咽喉梗阻、干呕，无呼吸困难，无面色苍白、声嘶，随后无异常，晚餐时感进食困难，食物不能咽下，当天立即到成都市某医院就医，医师给予胸部DR拍片，提示为食管上段异物，建议患儿回家等待排出，家长带孩子回家等待异物排出，一天后，大便未见异物排出，患儿仍感咽喉阻塞感严重，进食吞咽困难，唾液外溢。第二天，患儿家长来到笔者所在医院就医治疗。

专科检查：患儿生命体征正常，无喉鸣、呼吸困难、声嘶，颈部不红肿，环状软骨处轻压痛，咽部、口腔唾液外溢，咽喉部未见异物，腹部无压痛。

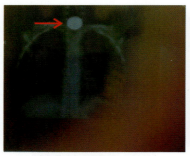
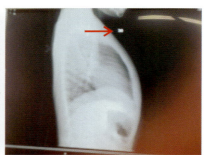

儿童术前的食管DR正位　　　　　儿童术前的食管DR侧位

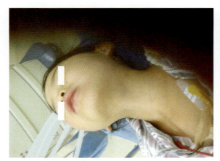
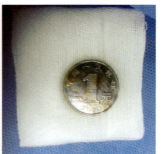

患儿接受手术　　　　　术中取出的壹圆硬币

辅助检查：复查胸部DR片提示食管上段异物。

医疗急救措施：

（1）立即禁食、禁饮，补液、补充电解质。

（2）做好围手术期准备，等待禁食时间充分后尽快行食管镜取出异物术。

麻醉方式：全身麻醉。

术中所见：

（1）由于异物较大，食管入口被异物撑开，食管入口处于开放状态，可窥见食管中的异物。

（2）在食管入口处可见银灰色异物阻塞，有分泌物潴留。

取出异物为一枚壹圆的硬币。

第 八 节 儿童误咽游戏硬币致食管异物病例

事发时间：2015年4月22日。

事发地点：患儿家中。

主诉：误咽游戏硬币致咽喉疼痛、吞咽困难8小时。

病情简介：患儿，女，3岁。8小时前患儿在家玩耍时将一枚游戏硬币含在口中玩耍，不慎咽下，顿时不停干呕、恶心，无呼吸困难、喉鸣及三凹征，随后唾液外溢，家长立即带孩子到当地医院就医，当地医院受条件限制不能诊断治疗，建议转上级医院就医，发病8小时后来到笔者所在医院急诊就医。

专科检查：患儿生命体征正常，无声嘶、喉鸣及三凹征，无呼吸困难，唾液外溢，咽喉部未见异物，颈部环状软骨处轻压痛，无颈部皮下气肿。

行纤维鼻咽喉镜辅助检查，咽喉部未见异物，可见唾液潴留。

行食管DR拍片检查提示食管上段入口处有异物影，食管异物不能排除。

临床诊断：食管异物。

医疗处理：

（1）立即收入住院。

（2）告知家长患儿立即禁食、禁饮，对症支持治疗，补充液体及电解质。

（3）禁食6小时后行硬质食管镜探查异物取出术。

术中所见食管入口处有异物阻塞，该处食管黏膜充血、肿胀。

取出异物为一枚游戏硬币。

温馨提示

（1）游戏硬币也是儿童喜爱之物，常常喜欢含在口中玩耍，不慎咽下，导致食管异物发生。

（2）家长、老师一定要通过本病例引以为鉴，加强对儿童的安全教育和监管。平时规范好孩子的生活和行为习惯，教育儿童不要把不是食物的物体含在口中玩耍，以免不慎吞下导致食管异物的发生。

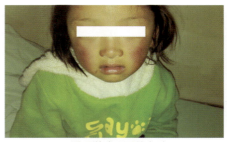

误咽游戏硬币的女孩

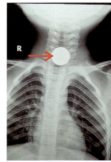
食管DR正位片

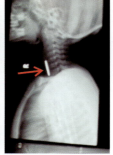
食管DR侧位片

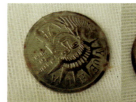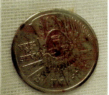

取出的游戏硬币

儿童误咽铁片致食管异物病例

事发时间：2014年4月1日。

事发地点：幼儿园教室。

主诉：咽喉部刺痛，不愿进食4小时。

现病史：女，2岁。患儿放学回家后不愿进食晚餐，父母询问原因时，小女孩用手指着咽喉部说她在幼儿园玩耍时，将一块东西放进口中咽下后导致疼痛，所以不愿吃饭，父母立即将孩子带到医院治疗。

专科检查：患儿生命体征正常，无呼吸困难、声嘶、喉鸣及三凹征，颈部轻微压痛，咽喉部未见确切异物存在，唾液外溢。

辅助检查：胸片X线DR检查提示胸椎1~2平面食管内有一呈箭头状异物影，尖端朝下。

报告提示：食管异物。

临床诊断：食管异物。

医疗措施：

（1）告知家长立即对患儿禁食、禁饮。

（2）补液，对症支持治疗，补充电解质。

（3）做好围手术期准备。

（4）尽快行硬质金属食管镜检查并取出异物。

麻醉方式：全身麻醉。

术中见食管上段有异物阻塞，该处食管黏膜充血、肿胀。

取出异物为银白色的尖锐铁片，呈箭头状，约1.8厘米×1.0厘米大小。

专家点评

（1）由于异物较大，呈箭头状、尖锐，对食管黏膜损伤较大。

（2）为减少术中损伤，一次性顺利取出异物，术前一定要详细查看食管的DR片，了解食管与异物的关系，必要时制作与食管异物相似的异物模型，选择与异物相匹配的异物钳试取，确保异物能一次性取出，防止异物下滑入胃，导致新的损伤和严重的并发症。

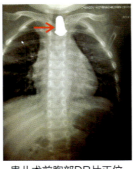 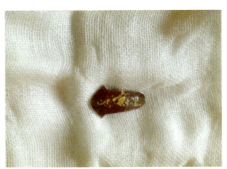

患儿术前胸部DR片正位　　　术中取出的食管铁片异物

第十节 儿童误吞糖果绳致食管异物病例

事发时间：2013年9月16日。

事发地点：患儿家中。

主诉：误咽糖果绳后进食呕吐，不愿进食2天。

病情简介：患儿，女，1岁。患儿在玩耍时自行将包装糖果的糖纸绳放入口中，家长发现后强行撬开患儿口腔，想为其及时掏出糖纸绳，但患儿已将糖纸绳吞下，随后患儿哭闹不止，不愿进食，进食时哭闹、呕吐，家长及时带患儿到笔者所在医院就医求治。

专科检查：患儿生命体征正常，喉鸣、声嘶，无呼吸困难及三凹征，颈部无肿胀、压痛,患儿唾液外溢，口咽部检查未见异物。

辅助检查：

（1）纤维鼻咽喉镜检查，口咽喉部未见异物，可见大量唾液潴留。

（2）食管DR片检查提示食管中上段有异物影，考虑食管异物。

临床诊断：食管异物。

处理措施：

（1）嘱患儿禁食、禁饮、补液，对症支持治疗，补充电解质。

（2）做好围手术期准备，禁食6小时后拟行硬质食管镜取出异物。

手术方式：硬质食管镜异物取出术。

麻醉方式：全身麻醉。

术中置入食管镜未发现食管内有异物，考虑异物已滑出食管进入胃内。鉴于异物为糖纸绳，为条索状，直径较小，容易排出，故未行胃镜检查。

术后处理：

（1）抗炎、输液支持等治疗，观察有无腹痛、呕吐等。

（2）观察每日大便，了解异物是否经大便排出。

术后第四天，孩子大便排出了一条长约8厘米的条索状糖纸绳异物，痊愈出院。

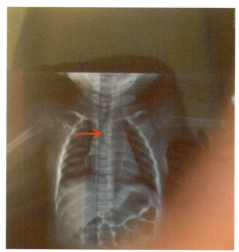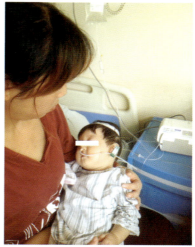

患儿食管DR示异物　　　　　　　　　　　患儿安置胃管住院治疗

温馨提示

（1）糖果是儿童喜爱的食品之一，家长常常将糖果拿给孩子自己吃。孩子年幼无知，不知何为糖，何为糖纸、糖绳，结果把糖绳放入口中，把糖放置在一边，导致儿童食管异物意外的发生。

（2）家长一定要把糖剥好后喂孩子，不能让孩子自己剥糖，剥好后应把糖纸拿开，不要让孩子随手拿到，导致意外发生。

（3）家长要告诉孩子什么是糖果，什么是糖纸，对包装较为复杂的糖果一定要认真对待。

（4）孩子安全成长是家长、社会的责任。

通过本病例，请家长朋友吸取教训，防止类似儿童食管异物的发生，避免意外伤害的不良事件。

第四章　　儿童腐蚀性食管异物

第 一 节　儿童腐蚀性食管异物概述

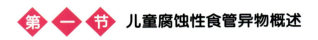

儿童腐蚀性食管异物意外伤害在食管异物意外伤害中占有一定的比例。腐蚀性食管异物一旦发生，其危害较食物性异物更为严重，治疗难度极大，预后较差，容易导致并发症，严重时可能导致儿童死亡。在此，我们呈现一些典型的腐蚀性意外伤害，如纽扣电池、强酸、强碱液被儿童误吞入食管，导致儿童食管异物伴食管意外腐蚀。腐蚀性异物包括强酸、强碱，家长朋友应高度关注，引以为戒，让儿童远离危险。

第 二 节　食管强酸、强碱化学伤概述

强酸、强碱是有毒有害液体，应该严格专人管理，以免造成意外伤害。临床上儿童误食强酸或强碱溶液导致食管烧伤时有发生。常见强酸溶液有盐酸、硝酸、硫酸；常见强碱溶液有氢氧化钠、氢氧化钾。强酸、强碱溶液对机体有极强的腐蚀和破坏作用，强酸使机体组织的蛋白质凝固，强碱可导致组织蛋白溶解。当儿童误食强酸、强碱后对口腔、咽喉、食管黏膜损伤极大，如不及时处理或处理不当后果极其严重，严重时导致孩子食管狭窄甚至死亡，酿成家庭悲剧。在此提醒广大家朋友们，一定要妥善保管好有毒、有害液体，不要让儿童随意拿到，导致意外伤害。同时对家中的成员进行安全教育，若家中必须存放有毒、有害液体的，必须有明显的标示。

如果不幸被孩子误食有害液体，立即用温开水、自来水清洗口腔，做简单、及时的处理后立即送往有条件的医院进行进一步治疗，防止并发症发生。

本书向家长呈现了因误食腐蚀性液体导致食管咽喉严重化学伤的典型病例，引以为戒，希望家长在抚育孩子的过程中防患于未然，让孩子远离危险和意外伤害。

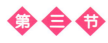 儿童误食纽扣电池致食管异物病例

事发时间：不详。

就医时间：2012年7月。

主诉：孩子进食时哭闹，不愿进食，进食后呕吐。

病情简介：患儿，男，1岁。家长诉患儿无明显诱因出现进食时哭闹、不愿进食，进食后呕吐7天，无发烧、流涕、腹泻、腹胀。家长否认患儿有明确的误咽异物病史，坚持认为孩子是感冒，自行给孩子服用感冒药后症状无好转，随后到多家医院就医，也被诊断为感冒、消化不良，给予药物治疗后无效，孩子进食时哭闹加重，不愿进食，唾液外溢，精神萎靡。随后家长自认为孩子喉咙痛，可能是喉咙长了肿物而前来笔者所在医院就医。

专科检查：患儿消瘦，精神萎靡，眼眶凹陷，轻微脱水状态，烦躁，哭闹不停，唾液外溢，咽部轻微充血，扁桃体I度肿大，咽部未见异物，颈软，颈部无肿胀，无呼吸困难，声嘶、喉鸣、三凹征、腹软，无压痛。

辅助检查：纤维鼻咽喉镜检查提示下咽部无异物，大量唾液潴留于咽喉部，环后处隐约可见一蔬菜叶残留。

初步诊断：食管异物不能排除。

医生建议：

（1）将目前患儿进食困难的原因向家长做了详细地分析，告知家长不排除食管异物的可能。

（2）建议行食管拍片查明食管情况，或行纤维胃镜检查，但家长不愿意。

（3）建议住院，行食管镜检查进一步明确进食困难的原因，排除或取出食管异物。家长拿着写有"急诊"字样的住院卡和检查申请单离开诊室。

4天以后孩子因病情加重再次来到医院。

笔者再次与患儿父母进行了沟通。家长说："孩子回去后仍不能进食，其实孩子很饿，很想吃，但一吃就使劲哭，好像是一吃东西就痛的样子。"

笔者看看孩子，急性痛苦状，口水外溢，凭着30年丰富的临床经验，坚定了为孩子行食管镜探查的决心和信心。

抢救：当即给予补液，对症支持治疗后，当晚在患儿体温降到37℃时立即行食管镜检查。食管镜下见整个食管黑乎乎的，其中有一个黑黑的东西阻塞食管入口，食管黏膜充血、肿胀，较多分泌物。

取出异物为一枚褐色的纽扣电池，直径约1.2厘米，电池已锈迹斑斑。

术后处理：

考虑到纽扣电池具有强烈的腐蚀性，且纽扣电池在食管内停留的时间长达11天，食管充血、肿胀严重，不能排除食管穿孔可能，故同期安置胃管。

术后患儿哭闹停止，体温降到正常，管喂流质正常。

病例分析：

（1）家长对患儿的发病史不清楚，一直否认有误咽异物史。

（2）发病后患儿以进食吞咽时哭闹、不愿进食伴咳嗽为主，具备消化系统的症状及上呼吸道感染症状。

（3）家长首次就医的科室为儿内科，因受专业的局限，首诊医师仅考虑了本专业疾病，而忽略了其他专业的疾病。

（4）因治疗后效果不好，之后又到其他医院的儿科就医，仍诊断为感冒、消化不良，久治不愈。家长自认为孩子不愿吃东西是喉咙发炎、喉咙痛，于是转到耳鼻咽喉头颈外科，当笔者凭借经验，结合检查做出了怀疑"食管异物"的方向性的诊断时，家长又不愿接受"食管异物"这一诊断，而再次延误诊断和治疗。

专家点评

本病例非常典型，食管异物常见，腐蚀性食管异物并不多见，但不多见不等于不可能发生。通过这个典型的病例，相关医生及家长一定要清楚儿童进食、吞咽困难，不愿进食，不只是消化系统和呼吸系统的疾病，应该牢记与耳鼻咽喉头颈外科的食管异物意外伤害关系密切，在治疗效果不佳时应尽快到有耳鼻咽喉头颈外科的医院就医，及时排除食管异物的可能，以免导致病情延误。

本病例家长浑然不知孩子已经误咽了纽扣电池，未能为首次就医的医生提供病史资料，导致初次就医诊断失误。

二次就医是耳鼻咽喉头颈外科专家，非常有经验，但家长不配合，导致儿童腐蚀性异物延迟取出，异物在食管内停留时间过长，病情加重。

温馨提示

（1）儿童的看护非常重要。

（2）有危害的药品、电池、小物件等一定要妥善保管，以免儿童随手拿到，发生意外。

（3）家长一定要尊重医嘱，配合医生的检查和治疗。

（4）对儿童是否误吞异物，做家长的宁可信其有，不可信其无，一定要高度警惕，认真选择合理的检查进行排除，通过检查还不能完全诊断的应该住院进一步检查，以免导致延迟诊断，给孩子带来不必要的痛苦。

对于儿童误咽致食管异物，常常是不看不知道，一看吓一跳，儿童意外无处不在，家长务必小心，处处警惕，不能掉以轻心。

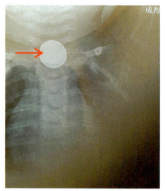 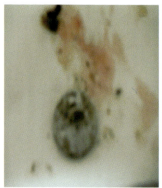 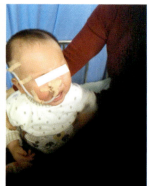

食管DR检查提示食管异物　　从1岁患儿食管取出的纽扣电池　　患儿住院时置有胃管

儿童误咽纽扣电池致食管穿孔病例

事发地点：不详。

主诉：患儿不愿进食，进食后呕吐、哭闹一天。

病情简介：患儿，男，1岁半。入院前一天，患儿姐姐（年龄不详）喂患儿食枇杷时患儿突然哭闹，不愿进食，家长发现后从孩子口中及时将果肉掏出，当时患儿无口唇发绀、呼吸困难、声嘶、喉鸣及三凹征，家长未引起重视。

第二天，患儿不愿进食，进食时哭闹，家长误认为是前一天进食枇杷时被枇杷卡伤喉咙所致，立即带其到当地医院就医，当地医生建议将患儿转入笔者所在医院就医。

专科检查：患儿生命体征平稳，无面色口唇发绀、呼吸困难、喉鸣及三凹征，唾液外溢，咽部未见异物。

临床诊断：食管异物。

辅助检查：胸部DR拍片检查提示食管圆形异物影。

影像学诊断：食管异物可能。

医疗措施：

（1）告知家长立即对患儿禁食、禁饮。

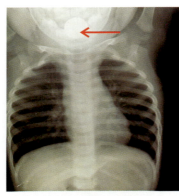
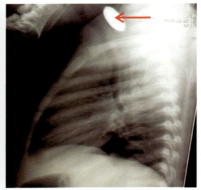

术前食管DR正位提示食管异物位于食管入口处　　术前食管DR侧位提示食管异物位于食管入口处

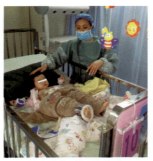
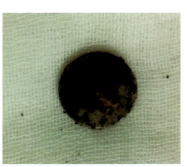

笔者看望术后送重症监护室监护的孩子　　从患儿食管取出的纽扣电池

（2）做好围手术期术前准备。

（3）补液，对症支持治疗，补充电解质。

（4）尽快手术探查。

手术方式：金属硬性食管镜检查取出异物。

麻醉方式：全身麻醉。

术中可见食管上段有黑色异物影阻塞食管。取出异物为直径约2厘米的圆形纽扣电池。该处食管黏膜损伤、充血、出血，可疑穿孔。

患儿术后由于无法安置胃管，转重症监护室进行静脉营养治疗。九天后从重症监护室转出到耳鼻咽喉头颈外科普通病区。

专家点评

（1）进食枇杷引出严重病因。孩子在进食枇杷时哭闹，家长认为是误咽枇杷卡伤喉部所致而就医。

（2）术中发现食管上中段被纽扣电池阻塞并腐蚀，导致食管黏膜严重损伤，可疑穿孔。

（3）根据术中所见，孩子误咽纽扣电池时间较长，食管腐蚀伤较重。

（4）本病例是一个孩子喂食另一个孩子枇杷，孩子没有进食安全意识，存在进食安全隐患，容易导致食管异物的发生。

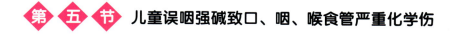 **第 五 节 儿童误咽强碱致口、咽、喉食管严重化学伤**

事发时间：2012年10月。

事发地点：患儿家中。

主诉：患儿误饮强碱(氢氧化钠)溶液后咽喉疼痛，吞咽进食困难2天 。

病情简介：患儿，女，3岁。从幼儿园放学后回家感到口渴，自己打开冰箱，误将奶奶放在冰箱里的强碱（氢氧化钠）溶液当饮料喝下，随后患儿立即因咽喉疼痛而剧烈哭闹，家长立即带着患儿到当地医院就医，随后又辗转于成都的多家医院，最后再经医生推荐于2012年10月由院外急诊转到笔者诊断室就医求治。

父母及家人焦急万分、后悔不已，患儿哭闹不止，痛苦烦躁。突然降临的意外伤害让整个家庭顿时笼罩在悲痛、焦虑、恐慌、不安之中。

专科检查：体温37℃，呼吸23次/分，脉搏92次/分，血压90/60毫米汞柱。患儿急性痛苦面容，口微张开，唾液外溢，口腔、舌体、咽部、喉部黏膜充血、肿胀，多处散在大片溃烂，部分黏膜溃烂，白色假膜覆盖，张口受限，精神萎靡，脱水状态，未闻及喉鸣及声嘶，无三凹征，发音嘶哑。

辅助检查：纤维鼻咽喉镜可见口腔、舌体、口咽部、软腭及悬雍垂黏膜、喉部黏膜多处广泛性烧伤肿胀，散在溃烂及假膜覆盖，梨状隐窝大量唾液。

临床诊断：口腔、舌体、咽喉部、食管重度化学烧伤。

治疗方案：

（1）立即禁食、禁饮，用生理盐水清洗口腔、咽喉部。

（2）安置胃管，输液支持，补充电解质，抗感染，对症治疗。

（3）观察电解质及生命体征变化。

（4）做好口腔护理。

伤后一月食管镜检查所见：了解食管黏膜烧伤情况，见食管黏膜充血、肿胀，部分食管黏膜血泡、血肿形成，未见明显食管穿孔征。

继续治疗方案：禁食、禁饮，用生理盐水清洗口腔，安置胃管，输液，补充电解质，抗感染，对症治疗。

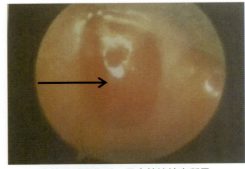

食管强碱误伤后一月食管镜检查所见，
食管黏膜局部充血、肿胀

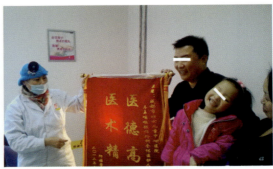

患儿家长送锦旗道谢

伤后两月食管镜检查了解食管黏膜烧伤情况，见食管黏膜充血、肿胀明显减轻、好转，部分食管黏膜血泡，血肿形成处已消失，未见明显食管穿孔征。食管全程通畅。

伤后三月食管镜检查所见：了解食管黏膜烧伤情况，见食管黏膜充血、肿胀消退，部分食管黏膜血泡、血肿形成处完全消失，未见明显食管穿孔征，食管全程通畅，食管黏膜基本恢复正常。

病因分析：

（1）家长缺乏最起码的常识，把最危险的物品与生活用品放在一起是该例儿童意外伤害发生的主要原因。

（2）家长缺乏应急处理的一般常识，意外发生后在第一时间未及时采取积极有效的处理措施（立即用自来水或温开水洗漱口腔），及时冲洗口腔、咽部的有毒有害液体，尽可能减少有毒有害液体对机体的损伤。

温馨提示

家长朋友们请牢记这一起惨痛的意外伤害教训。笔者希望家长们对家中的危险物品进行认真的清理，一定要将食物与危险物品分开放置，一定要妥善保管好家中的危险物品，避免类似的意外伤害重演。

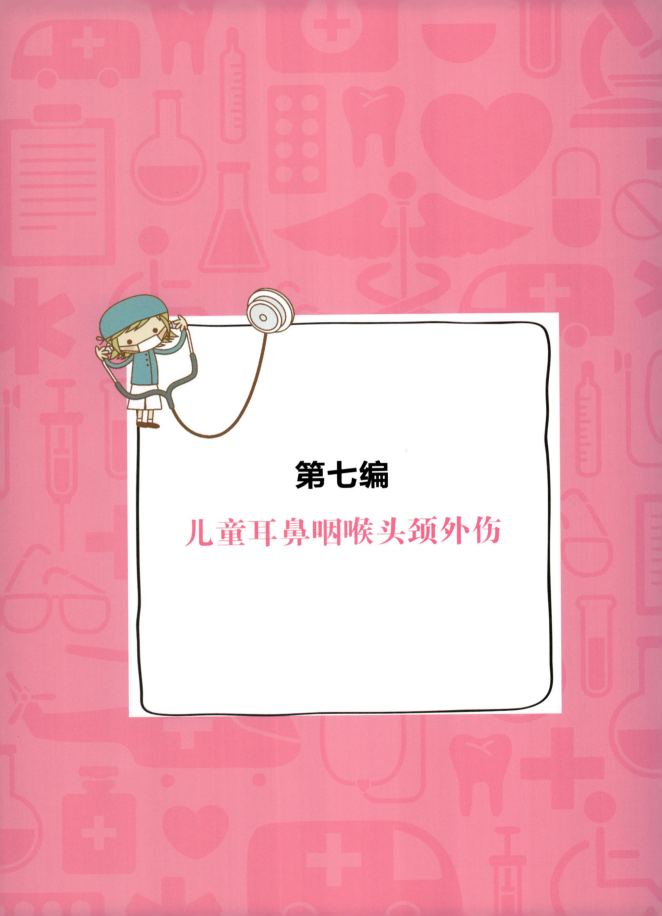

第七编

儿童耳鼻咽喉头颈外伤

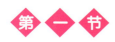 **儿童耳鼻咽喉头颈外伤概述**

耳鼻咽喉头颈部位是暴露的器官，也是开放的器官，容易遭受外力伤害，儿童耳鼻咽喉头颈部的外伤也是儿童耳鼻咽喉头颈外科常见的意外伤害。有部分涉及儿童鼻部、头颈部、颌面部以及因头颈部意外伤害导致一些与耳鼻咽喉科相关并发症的伤害，如重型颅脑损伤后长期气管插管导致喉气管狭窄、气管切开后堵管拔管困难、长期气管切开导致儿童语言发育落后或障碍等。异物、玩具刀砍伤儿童面部、鼻、面部烫伤，儿童鼻部外伤骨折，儿童额部颅骨锐器戳伤等也给儿童的身体健康和心理造成很大的伤害，给许多原本幸福的家庭留下痛苦和遗憾。本书呈现几例儿童头颈部、颌面部意外的病例，为更多的家长敲响预防儿童意外伤害的警钟，让更多的父母提高警惕，加强防范，倍加关注、关爱孩子，预防儿童意外伤害，保障孩子平安、健康、幸福。

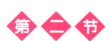 **儿童坠落致重型颅脑损伤后气管切开病例**

事发时间：2011年4月。

事发地点：患儿家中。

就医主诉：气管切开后2年颈部伤口流脓经久不愈。

病情简介：患儿，男，4岁半。2年前在自家窗台上玩耍时不慎从四楼坠楼落地，当时昏迷、呕吐，立即送当地一家医院就医，诊断为重型颅脑损伤昏迷，头颅凹陷性骨折，收入重症监护室抢救治疗。受伤后12天因病情需要行气管切开。伤后3个月，病情恢复，颈部气管切开处伤口逐渐恢复，但颈部伤口一直流脓不愈。为治愈颈部伤口家长四处求医。先后到4家医院求治未愈。2013年7月10日到笔者诊断室就医求治。

治疗过程：

（1）该例患儿气管切开术后2年伤口经久不愈，流脓不止，需要行颈部伤口肉芽组织及伤口周边的瘢痕组织切除以促进伤口的重新愈合。

（2）笔者于2013年7月18日为该孩子在全身麻醉下行颈部伤口肉芽组织切除，彻底切除了颈部的炎性肉芽组织及其周围的瘢痕组织，探查颈部伤口周围未发现异物等，行颈部伤口成形、真皮下美容缝合，伤口愈合好，颈部未见明显瘢痕。

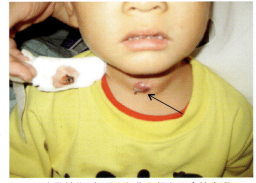
儿童坠楼伤2年后颈部伤口经久不愈的表现

专家点评

（1）儿童意外坠楼，导致重型颅脑损伤，非常危险，为挽救生命行气管切开。

（2）气管切开是危重急症时抢救生命的手术，但气管切开后有一些并发症，如拔管困难，气管切开后伤口流脓经久不愈。

温馨提示

家长是孩子安全的第一责任人，除了患儿的安全教育,就是对孩子的监管、呵护。2岁儿童活泼好动，活动范围较大，好奇心强，家长一定要重视对这个年龄阶段儿童的监管，儿童的行为活动需在家长的视线范围内。

孩子的安全是天大的事，孩子平安，家庭才会幸福。

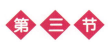 儿童车祸致重型颅脑损伤后致喉狭窄病例

事发时间：2012年2月。

事发地点：公路上。

就医时间：伤后立即就医。

就医医院：当地某医院。

主诉：重型颅脑损伤，气管切开后不能说话一年。

病情简介：患儿，男，2岁。在乘坐摩托车时发生车祸，致重型颅脑损伤昏迷，行气管插管、气管切开，在重症监护室经过呼吸机辅助呼吸等积极抢救后患儿生命体

征虽然平稳，但精神、表情与同龄儿童相比较出现差异。因气管切开后不能堵管，患儿一直不能发音说话，家长四处就医治疗，于2013年8月来到笔者诊断室就医求治。

专科检查：患儿气管切开后佩戴金属气管导管，表情迟钝，气管导管口处分泌物较多，试堵塞气管导管后患儿呼吸困难，不能发音。

辅助检查：纤维鼻咽喉镜检查喉部未见明显异常。

喉部CT检查：提示喉声门下狭窄。

临床诊断：

（1）颅脑损伤气管插管、气管切开术后拔管困难。

（2）喉声门下狭窄。

医疗处理：收入院积极做好围手术期准备，喉气管狭窄成形术。

手术方式：可视气管镜下声门狭窄成形术。

手术效果：术后一年患儿顺利拔管，发音正常，痊愈出院。

温馨提示

远离车祸，珍爱生命，保护儿童，防止意外伤害！

家长朋友请吸取教训，当孩子在乘坐摩托车时，请为孩子戴上安全帽！

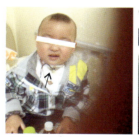
患儿行声门下气管狭窄成形术后阻塞气管导管

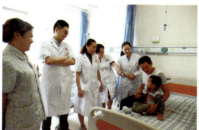
手术后笔者带领科室医护人员查房

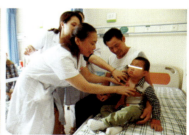
医生认真查看患儿颈部伤口

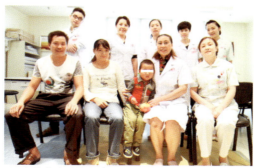
患儿出院时笔者（前排右二）与医护人员合影

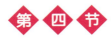 儿童车祸伤致气管狭窄病例

事发时间：2013年10月。

事发地点：公路上。

主诉：头面部外伤3月，呼吸困难1天。

病情简介：患儿，男，14岁。患儿于3个月前因车祸伤致昏迷、呕吐，立即送往成都市某三级甲等医院就医，被诊断为重型颅脑损伤、面部复合伤，立即行气管插管、呼吸机辅助呼吸等抢救，治疗后生命体征逐步恢复正常，拔除气管导管后随即出现声音嘶哑，未给予检查治疗。伤后3个月，病情稳定，生命体征平稳出院。

2014年1月20日，患儿突然出现气紧、呼吸困难、发音困难、声音嘶哑，由120救护车送到笔者所在医院急诊就医。由急诊科以哮喘、呼吸困难收入重症监护室抢救。

专科检查：患儿极度烦躁、挣扎、呼吸急促、吸气性三凹征、发音低沉、口唇发绀、大汗淋漓，未闻及明显喉鸣，呼吸40次/分，血氧饱和度50%，心率130次/分，双肺呼吸音弱，未闻及干湿鸣音及喘鸣音。追问病史，发病前无异物误吸史，无哮喘史。

第一次抢救情况：拟行气管插管、呼吸机辅助呼吸治疗，但气管插管困难，随后请麻醉协助插管，麻醉师行气管插管仍感困难，插管失败后为排除呼吸道异物可能请耳鼻咽喉头颈外科会诊。考虑到情况紧急，行纤维支气管镜检查发现气管内似有肉芽，由于情况紧急不能完全窥清，为解除呼吸困难防止喉梗阻窒息，行紧急气管切开，置6号金属气管导管，呼吸困难缓解，送重症监护室继续监护。

第二天，患儿突然发生呼吸困难，口唇、面色发绀，心率140次/分，血氧饱和度70%~75%，气管导管内无气体溢出，根据患儿的情况，考虑气管导管滑脱出气管之外。

拟重新放置气管导管，但气管切开处已闭合，重新插入9号金属气管导管，患儿呼吸恢复正常，面色恢复正常，血氧饱和度升高为98%，心率降低为100次/分，气管导管内有空气溢出。

气管切开术后第4周，在全身麻醉下行硬质气管镜检查,发现距声门下约5厘米气管狭窄，管腔直径2~3毫米。术中切除气管狭窄,扩大气管腔内径1.2厘米左右,放置喉模于气管狭窄处2周,取出喉模,气管狭窄解除,气管狭窄处宽敞。第一次手术基本成功。

阻塞气管导管2周,患儿发音、说话、呼吸正常,阻塞并保留气管导管出院。

术后随访:术后6个月患儿来院复诊,希望能拔除气管导管,到学校,像正常的孩子一样读书。因为气管切开后孩子不能上学,已辍学在家近一年。手术后能堵管说话,家长非常高兴,但颈部一直戴着一个金属管子,孩子的自尊受到影响,希望拔出气管导管。

查体所见:气管导管阻塞好,无呼吸困难、声嘶,发音正常,语言发育较好,安静时患儿无呼吸困难,活动后表现为呼吸困难,无喉鸣及三凹征。

辅助检查:纤维鼻咽喉镜检查发现声门下气管轻微挛缩狭窄。

根据上述情况,患儿的气管导管不能拔出,患儿仍需继续带管观察,防止声门下气管进一步狭窄,故未拔除气管导管。

由于带着气管导管,孩子仍无法上学,一直辍学在家,变得很自卑。

专家点评

一场意外伤害使孩子辍学在家,孩子的自尊受到严重影响,一个家庭原有的宁静和幸福遭到破坏。

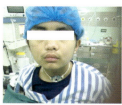
儿童气管切开后颈部置金属气管导管

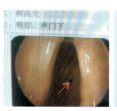
箭头所指显示气管狭窄

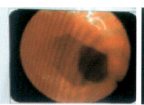
术后一月声门狭窄解除

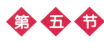

第五节 儿童跌倒致竹签戳伤鼻面部病例

事发时间：2013年6月10日。

事发地点：家附近黄桷树下。

主诉：左侧鼻面部逐渐肿胀隆起1月余。

病情简介：患儿，女，5岁。家长述患儿无明显诱因左侧鼻面旁及左下眼睑处逐渐隆起肿胀1月余，无发烧、红肿，眼球突出，无鼻出血，鼻涕带血，曾先后到多家医院就医，诊断不明，治疗无效。在某医院就医，给予鼻窦CT检查，提示上颌窦炎，医师按鼻窦炎给予药物治疗无效。患儿鼻面部隆起逐渐加重，2013年7月16日家长带患儿来到笔者诊断室诊治。

B超提示鼻面部条索状影。笔者根据病史，结合CT和B超检查提示高度怀疑面部隆起是异物残留的可能，建议住院行手术探查。

手术中发现面部异物为一黑褐色竹签，约1.5厘米x0.4厘米x0.1厘米大小。

手术历经2小时，停留在孩子面部1月余的竹签异物取出来了，患儿家长的担忧消除了。

专家点评

（1）儿童跌伤较为常见，跌伤后无明显的外伤裂口，导致家长对伤情的忽略是延迟诊断原因之一。

（2）家长在就医时提供病史不准确是延迟诊断的原因之二。

（3）医生询问病史不够仔细是延迟诊断的原因之三。

（4）医生查体、分析病情不够全面、仔细是延迟诊断的原因之四。

（5）放射医生阅片不仔细，只看到鼻窦腔的炎症表现，未能看出面部软组织内CT显示的异物影像，只报告上颌窦炎，未能为临床提供有异物影等有价值的参考报告是延迟诊断的原因之五。

（6）临床医生过于相信辅助检查的文字报告，缺乏自己阅读影像报告的能力是延迟诊断的原因之六。

温馨提示

（1）儿童期特别是1~3岁的儿童，正处在生长发育的特殊时期，体格发育较快，神经系统的发育尚不完善，故在独立行走时容易跌倒，导致外伤等意外，且孩子活泼好动，家长防不胜防，所以儿童意外伤害无处不在、无时不有，有明显的、有隐匿的，家长在看管孩子的过程中一定要处处小心，时时谨慎，让儿童避免意外伤害。

（2）家长们一定要了解儿童的生理特点和生长发育的特征,在训练儿童独立行走时，一定要注意以下几点：

a. 不要让儿童脱离家长的视线。

b. 孩子在学习走路时手里不能拿着竹签、木棍、小刀、铁锹等锐器，防止孩子跌倒时，锐器戳伤鼻面部、咽喉部等。

c. 一旦发现儿童跌倒、外伤，家长一定要对儿童受伤的情况作仔细全面的观察，在就医时给医生提供详细的情况，便于诊断、治疗。

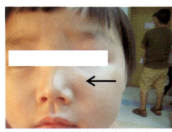
术前患儿左侧面部隆起改变

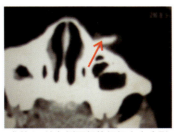
术前CT片左侧面部软组织高密度影

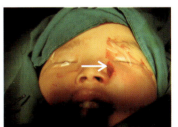
术中发现鼻面部异物

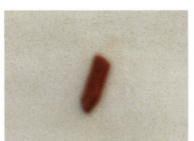
从孩子面部取出的竹签异物

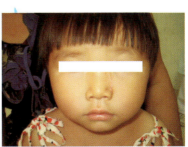
术后一月患儿面部隆起消失变平

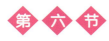
第六节 儿童被玩具刀砍伤致鼻面部瘢痕遗留病例

事发时间：2013年11月。

事发地点：患儿家附近小区。

主诉：鼻面部被玩具刀砍伤。

病情简介：患儿，男，5岁。1年前患儿与小朋友一起玩耍，被另一儿童用玩具刀砍伤鼻面部，当时鼻面部伤口鲜血直流，患儿哭闹不止，家长带孩子立即到家附近一社区医院就医，给予清创缝合治疗。一年后鼻面部瘢痕明显，来到笔者诊断室就医求治。

专科检查：鼻面部皮肤伤口愈合较好，伤口长度约3厘米，表面瘢痕隆起突出于皮肤表面，触之较硬。鼻腔未见异常。

诊断：左侧鼻面部外伤后瘢痕形成。

孩子意外伤害留在面部这一淡淡的伤疤成了父母眼中最刺眼的瘢痕，也成了父母心中永远的痛。

儿童意外伤害不仅仅伤害孩子，也伤着深深爱孩子的父母。

玩具是陪伴儿童成长的好伴侣，给孩子的成长带来欢乐，给孩子带来智慧，让孩子在玩耍时了解世界、增长见识，但在医疗工作中常常见到孩子因为玩耍玩具导致意外伤害发生。

刀、枪、剑等是儿童喜爱的玩具类型，也是容易对孩子造成伤害的玩具,请一定要引起重视，注意安全。

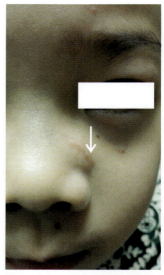

伤后一年，儿童鼻面部伤口表现

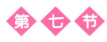 儿童从高处跌倒致鼻骨骨折病例

事发时间：2015年2月28日。

事发地点：户外。

主诉：跳蹦蹦床不慎跌倒致鼻面部出血5小时。

病情简介：患儿，男，8岁。患儿一家人在户外玩耍，父母在不远处休闲娱乐，患儿自行在一蹦蹦床上弹跳、玩耍，无人看管，不慎从床上跌倒，号啕大哭时家长才发现，孩子鼻腔流出鲜血，面部肿胀，无呼吸困难、昏迷、呕吐，家长立即将孩子送往一家三甲医院就医治疗。该院给予鼻部CT检查，提示鼻骨骨折，建议家长将患儿转到笔者所在医院就医治疗。

专科检查：患儿生命体征正常，双侧眼睑、鼻面部肿胀、青紫，鼻腔可见鲜血，眼球活动正常。

临床诊断：鼻面部外伤、鼻骨骨折。

医疗处理：

（1）卧床休息，伤后24小时内局部冷敷，伤后24小时后局部热敷，防止局部受挤压，导致骨折移位。

（2）等待局部肿胀消退后尽快行鼻骨复位。

专家点评

学龄儿童活泼好动，富有勇于冒险的精神，又渴望独立。该年龄阶段的儿童已具有一定的独立活动和玩耍的能力，所以在玩耍时家长疏于监管和呵护，导致了儿童胆大、冒进而出现意外。

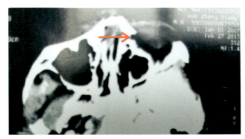
患儿伤后CT检查显示鼻骨骨折

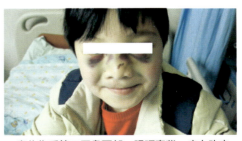
患儿伤后第二天鼻面部、眼眶青紫、瘀血改变

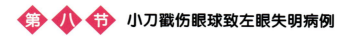
温馨提示

（1）玩耍前家长一定要告知患儿玩耍的注意事项和安全知识，加强对学龄儿童的监管和看护。

（2）儿童在玩耍时家长一定要在一旁监护，当看到孩子有危险行为时一定要及时制止，防止意外受伤。

第八节 小刀戳伤眼球致左眼失明病例

事发时间：2012年3月。

事发地点：患儿家中。

伤情简介：患儿，男，6岁。1年前患儿放学回家，看到餐桌上有一包豆腐干，放学后感到饥饿，顺手拿起豆腐干想撕开来吃，但反复不能撕开，正好看见餐桌上有一把小刀，就用餐桌上的小刀来割豆腐干的塑料包装，由于孩子对小刀使用不熟练，使用方法不当，将刀尖向上，因为用力过猛，刀尖刺穿左眼球角膜，导致眼球角膜穿通伤失明。

孩子的家长痛苦地向笔者回忆意外发生后他们的家庭是如何笼罩在痛苦之中的。家长带着孩子四处求医，希望治好孩子的眼睛，但由于眼球伤势过重，角膜穿通，晶状体受损，视力不能恢复，故孩子永远失去一只明亮的眼睛。我之所以写下这个病例，是因为感到非常痛心和惋惜，一个小小的意外让孩子永远失去一只宝贵的眼球，备受伤害。

亲爱的家长朋友们，你们是否认真思考过以下几个问题：

（1）孩子在我们身边成长，我们教会孩子正确使用小刀等锐器了吗？

（2）孩子在我们身边成长，我们告诉过孩子不应该使用小刀等锐器吗？

（3）我们家庭可能不会缺少物质，但可能会缺少安全知识！

意外已经发生，失去的眼球不会重新明亮，父母们从中应该吸取教训。

温馨提示

（1）教会孩子正确打开各种食品包装，并教会孩子如何进食。

（2）教会孩子正确使用与其年龄相符的一些工具，如剪刀、小刀等。

（3）食品中很多都有干燥剂，教会孩子辨别食品与干燥剂，切记不能让孩子错把干燥剂当食品。

（4）教会孩子当父母不在身边，遇到困难时，可以打电话向父母或老师请教，不能盲目处理酿成意外。

（5）爱孩子是一种责任，一份沉重的责任！

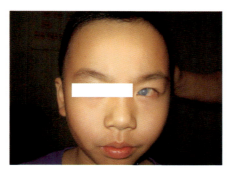

受伤儿童

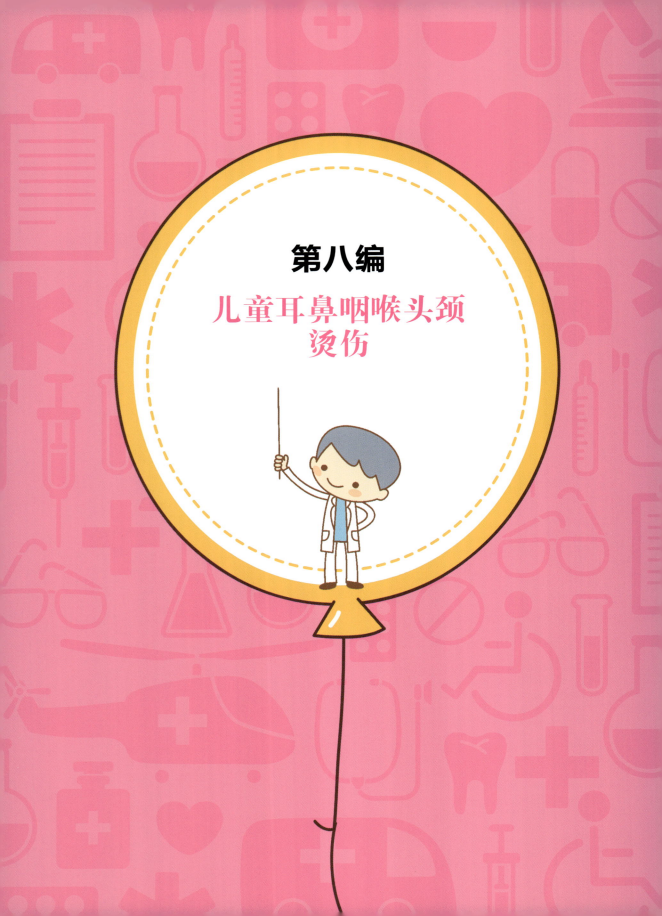

第八编

儿童耳鼻咽喉头颈
烫伤

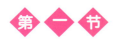 第 一 节 **儿童耳鼻咽喉头颈烫伤概述**

烫伤是儿童期常见的意外，大多数儿童的意外烫伤发生在家中。国际疾病分类（ICD-10）已将儿童意外伤害单独列为一类，其中烫伤（烧伤）就是其中一类。由此可见，儿童的烫伤、烧伤已引起国际疾病分类的广泛关注和重视。由于儿童耳鼻咽喉头颈的各器官均处于突出和暴露状态，不仅容易遭受外伤，也容易发生烫伤或烧伤，故烫伤和烧伤在耳鼻咽喉临床上较为常见。由于耳鼻咽喉是腔隙性器官，发生烫伤或烧伤后较其他部位更具危险，特别是呼吸道和消化道的烫伤和烧伤，一旦发生，容易导致喉梗阻引发呼吸困难或窒息，严重时需要气管插管或气管切开。消化道烧伤容易引发食管狭窄、食管穿孔等严重并发症。那么，儿童耳鼻咽喉头颈部为什么容易发生意外烫伤呢？除了与耳鼻咽喉器官的暴露有关外，还与儿童的生理特点有关。儿童发生耳鼻咽喉头颈烫伤后第一时间家长应该怎么办？家庭又该怎样去预防这类意外的发生？这是摆在医生和家长面前刻不容缓的问题。为了引起家长们对儿童烫伤、烧伤等意外伤害事件的重视，提高儿童耳鼻咽喉头颈部烫伤的预防意识，本书专门列出一章节呈现典型的儿童耳鼻咽喉头颈部的烫伤病例，望家长们从中吸取教训，提高警惕，不要让同样的意外在孩子身上上演。

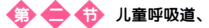 第 二 节 **儿童呼吸道、消化道烫伤、烧伤后可能出现的危险**

消化道、呼吸道是人体极为重要的通道，人称"生命的要道"。在儿童期，消化道、呼吸道由于正处于发育阶段，管腔相对较小，一旦发生烫伤或烧伤，黏膜很快发生肿胀、充血，导致呼吸道、消化道阻塞，出现呼吸困难、进食吞咽困难，病人表现为缺氧、喉鸣、三凹征、脱水，严重者水、电解质紊乱，导致肾功能衰竭、休克等，危及生命。

为了挽救生命，常常需要做气管插管、气管切开等抢救，也可能留下一些抢救的后遗症。消化道烫伤、烧伤常常需要安置胃管，较长时间进行管喂。

呼吸道烫伤、烧伤后24~48小时是水肿的高峰期,此期的患儿最易出现危险。呼吸道烧伤或烫伤的儿童在烫伤后24~48小时一定要严密观察呼吸，做好气管插管或气管切开的准备，如有呼吸困难，出现Ⅲ度喉梗阻需要立即处理，必要时紧急气管切开，解除呼吸道梗阻,挽救生命。

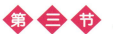 **儿童鼻根部沸水烫伤病例**

事发时间：2013年12月18日。

事发地点：患儿家中。

主诉: 鼻部被沸水烫伤1小时。

病情简介：患儿，男，1岁。家长将刚烧开的沸水盛满杯子放置在茶几上，家长忙别的事情时患儿趁家长不注意自行手拿开水杯饮水，不慎将沸水泼洒在左侧鼻根旁与眼内眦部，顿时患儿剧烈哭闹不止，家长发现患儿被烫伤，未经处理速来到笔者诊断室就医求治。

专科检查：患儿生命体征正常，剧烈哭闹不止、烦躁，左侧鼻根旁与眼部内眦处皮肤充血、肿胀，表皮破裂，真皮暴露，面积大约1.5厘米×1.5厘米，局部创面大量渗液。眼睑闭合完全，眼球转动正常，鼻腔无出血。

临床诊断：鼻根部、眼部内眦处皮肤浅Ⅱ度烫伤。

医疗处理：保持伤口干燥，局部涂烧伤湿润膏，暴露疗法，预防感染。

温馨提示

（1）水和火是人类的朋友，有时也是人类的敌人。俗话说，水火不留情。 孩子在成长过程中，对水和火都充满好奇，家长应倍加注意，千万别让孩子单独接触这两样东西，防止意外的发生。

（2）鼻部为暴露器官，容易遭受外伤，也容易发生烫伤。该孩子用手拿开水杯，结果将盛有开水的水杯打翻，导致鼻部皮肤烫伤，这个部位离眼球很近，差点烫伤眼球，非常危险。

（3）家长应从该病例中吸取教训，盛满开水的杯子一定要盖好，放置在儿童不

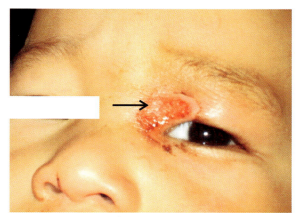

儿童鼻根部皮肤开水烫伤

易拿到的位置，避免儿童意外伤害的发生。

从下图可以看到，如果再靠近眼球方向一点，孩子明亮的眼球就会遭到烫伤，那将是一个多么可怕的后果！

第   节 儿童头面部菜油烫伤病例

事发时间：2013年8月。

事发地点：患儿家中厨房。

主诉：头、鼻、面部被菜油烫伤。

主述：患儿，男，4岁。母亲在厨房炒菜，患儿自行站在旁边看，当把菜油倒入锅中时，油从锅中溅起，溅到站在旁边看妈妈炒菜患儿的面部、头部多处皮肤，造成多处皮肤烫伤。患儿感局部疼痛难忍，被突然发生的意外烫伤吓得大哭，家长立即带患儿到笔者诊断室就医求治。

专科检查：患儿生命体征正常，可见患儿面部、额部、头部皮肤多处散在的点状、块状、片状充血，皮肤隆起，渗液外溢。

初步诊断：儿童头、鼻、面部皮肤多处烫伤。

医疗处理：保持伤处干燥，局部涂抹烧伤湿润膏，预防感染。

专家点评

（1）厨房对儿童来说是危险的，因为厨房有火、有水、有电、有煤气或天然气，这些对儿童特别是较小儿童来说是危险源。

（2）大人炒菜，由于身材的高度，面部、头部离锅较远，即便锅里的油溅起，一般很少造成烫伤，但孩子身材矮小，面部、头部离锅的距离较近，倒入锅中的油从锅中溅出，容易溅到儿童的面部、头部、额部等多处皮肤，导致儿童意外烫伤。

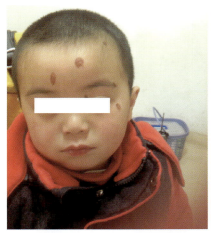

儿童头、鼻、面部多处烫伤

（3）从图片上可以看到患儿左眼内眦及外眦处皮肤有两处烫伤，与眼球非常近，差一点烫伤眼球，如果眼球烫伤，导致视力下降，后果就严重了。

温馨提示

（1）通过本病例，家长一定要记住，厨房对儿童来讲也是危险之地，忙于家务的家长们，别让儿童进厨房。

（2）由于儿童天性好动、好奇，即便家长告知不要进去，但孩子有可能趁家长不注意悄悄溜进厨房，所以有儿童，特别是低龄儿童的家庭一定要注意，从本病例中吸取教训，不要让这样的意外再在孩子身上发生。

第 五 节 儿童误饮开水致口、咽、喉、食管烫伤病例一

事发时间：2013年5月。

事发地点：患儿家中。

病情介绍：男，2岁。保姆放置一杯刚烧开的沸水在茶几上，随后进了厨房。孩子正在客厅玩耍，看见茶几上的杯子，顺手端起杯子饮水，一声大哭惊动了厨房的保姆，保姆连忙从厨房跑出，发现开水杯被孩子打翻，孩子被赶紧送到笔者所在医

院急诊就医。

专科检查：患儿剧烈哭闹，咽部、舌体、口腔黏膜充血、肿胀，多处烫伤，黏膜隆起呈水疱，轻微呼吸困难。

辅助检查：

（1）纤维鼻咽喉镜检查发现咽喉部黏膜烫伤，黏膜水肿明显，会厌肿胀，大量唾液不能咽下。

（2）硬质食管镜检查提示：食管入口处及上端黏膜充血、肿胀明显。

治疗经过：

（1）急诊收入住院，立即禁食、禁饮。

（2）放置胃管。

（3）补充液体及电解质支持。

（4）抗感染。

（5）观察呼吸，预防喉部水肿导致呼吸困难进一步加重。

患儿历经3周治疗，咽部、舌体、口腔黏膜充血、肿胀基本消退，能进流质饮食。

温馨提示

（1）水火无情，对低龄儿童，家长应特别看护。

（2）对由保姆照看的孩子，需要对保姆进行特别培训。

（3）将有危险的东西放置在儿童不易拿到的地方。

（4）2岁左右的儿童活动能力和活动范围较大，必须有专人看护，不能让儿童单独玩耍，不能让孩子脱离家长的监护范围。

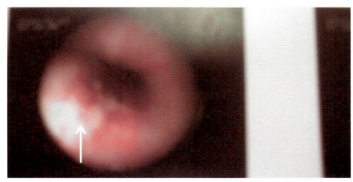

咽喉部黏膜烫伤溃烂

第六节 儿童误饮开水致口、咽、喉食管烫伤病例二

事发时间：2013年12月21日。

事发地点：患儿家中。

主诉：误咽沸水后咽喉剧烈疼痛1小时。

病情简介：患儿，女，5岁。父亲把刚烧开的沸水盛在保温杯中，患儿随手拿起杯子饮水，顿时感到剧烈烫痛而立即将开水咽下，随后感咽喉部剧烈疼痛、呼吸困难，不能吞咽而急诊就医。

专科检查：患儿生命体征正常，急性痛苦面容，唾液外溢，无明显的呼吸困难、三凹征，轻微声嘶、喉鸣，口腔、咽部、喉部黏膜广泛性肿胀、充血，部分黏膜水泡形成，感吞咽疼痛，进食时疼痛加剧。

辅助检查：纤维鼻咽喉镜检查发现口腔、咽部、喉部黏膜广泛性肿胀、充血，部分水泡形成，会厌舌面肿胀明显，较多唾液。

临床诊断：口咽喉黏膜烫伤。

医疗处理：立即禁饮、禁食，安置胃管，对症支持治疗，吸氧、抗感染、补充电解质等，密切观察呼吸变化，做好气管切开等抢救准备。

该例咽喉部烫伤出现的并发症：第四天发生应激性溃疡、胃出血。烫伤后第4天，患儿感剧烈腹痛，排出黑色大便，上腹疼痛明显，胃管内抽出咖啡色液体，考虑为应激性溃疡出血，给予抗酸、保护胃黏膜等治疗，患儿上腹部疼痛好转，大便颜色恢复正常。住院22天后痊愈出院。

专家点评

（1）影响进食：口咽部消化的热烫伤影响儿童的正常进食，容易导致电解质紊乱，烫伤严重时导致消化道狭窄，影响孩子终身进食。

（2）影响呼吸：烫伤严重时导致喉部水肿、呼吸困难,咽喉部黏膜疏松，容易导致水肿。患儿在烫伤后24~48小时容易出现喉部水肿、呼吸困难，严重时需要气管插管或气管切开。

（3）应激性溃疡的发生：该例患儿由于烫伤部位广泛、烫伤程度严重，导致患儿在烫伤发生72小时后出现了应激性胃溃疡。

温馨提示

（1）家长务必管理好火及水，特别是开水（沸水）不要放在儿童容易拿到的地方。

（2）加强对儿童安全的教育，从小培养孩子的安全意识。

（3）一旦发生误饮开水（沸水），应教孩子立即将沸水吐出口外，千万不要咽下，以免导致喉部及食管等进一步烫伤。

（4）一旦不慎发生烫伤后应立即停止禁食、禁饮，迅速到医院就医，进一步治疗，防止感染或并发症发生。

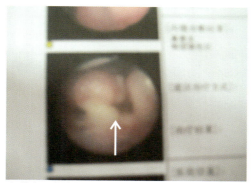
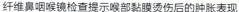

纤维鼻咽喉镜检查提示喉部黏膜烫伤后的肿胀表现

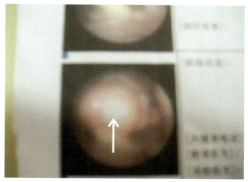

烫伤后会厌高度肿胀的表现

儿童打翻骨头汤致面部烫伤病例

事发时间：2012年7月。

事发地点：患儿家厨房。

主诉：颈部、下颌部烫伤1年复诊。

病情简介：患儿，男，1岁零2个月。患儿一年前刚满1岁2个月，初学会走路时，趁家长不注意，自行走进厨房，用手去抓灶台上刚烧开的一碗骨头汤，骨头汤泼洒在孩子颈部、下颌部，患儿大声哭闹，惊动了忙于家务的父母。家长立即把患儿送往某三级甲等医院急诊就医，医师以颈部皮肤多处重度烫伤收入住院。住院治疗10天，脱离生命危险后出院。

一年后，因严重影响患儿的容貌前来就医治疗。

专科检查：患儿哭闹，颈前正中伤口一块不规则的红色瘢痕隆起，高出皮肤表面，左侧颌下一块同样红色瘢痕隆起，高出皮肤表面，触之较硬，无压痛。由于瘢痕色泽鲜红，非常显眼，严重影响美观。

初步诊断：颈部、颌部皮肤烫伤后瘢痕形成。

专家点评

1岁大小的儿童刚刚学会走路，喜欢到处走动，且无危险及安全意识，此时期的儿童一定要有专人管理，不能让孩子自行走动，避免意外发生。

温馨提示

（1）对于孩子厨房是危险之地，家长一定看护好孩子，避免孩子单独进厨房。

（2）厨房里的一切物品应妥善放置，特别是火、水、刀等厨房用具，避免儿童自行接触后导致意外、危险发生。

（3）家长在关注儿童生活的同时，一定要更加关注儿童不同时期的生长发育和行为发育，注重儿童安全意识的培养。

烫伤已经过去，曾经的伤痛已慢慢淡去，但留在孩子颈部的、红红的、隆起的瘢痕也许会久久地留在孩子的身上，家长对孩子只有深深的愧疚。年轻的家长们请吸取这些教训。

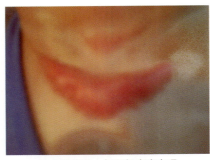
患儿烫伤后一年颈部瘢痕表现

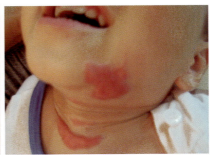
瘢痕高出皮肤表面

第九编

儿童耳鼻咽喉头颈部动物咬伤

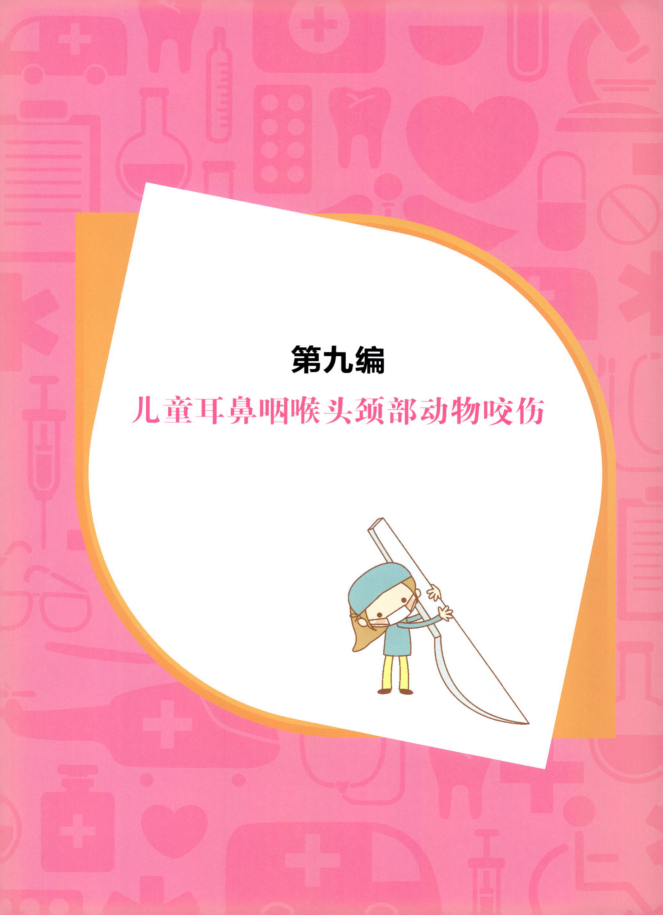

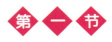

第 一 节　儿童耳鼻咽喉头颈部动物咬伤概述

随着人们生活水平的提高，养宠物的家庭日渐增多，宠物伤人的事件也频繁发生。儿童喜爱动物是天性，但被宠物咬伤的儿童却时常可见。据有关方面的统计数据显示，大多数的动物咬伤来自宠物狗，约占82%。北京每天有约30名儿童被动物咬伤。如何让我们的孩子在宠物面前更加安全，面对无辜被动物伤害的孩子，我将这些意外事件写进书中，呈现出这些病例，让家长们从中吸取教训，不要让类似的事件再发生。

第 二 节　儿童鼻部、耳部被宠物咬伤病例

事发时间：2015年2月5日。

事发地点：患儿家中。

主诉：鼻部、耳部被家犬咬伤。

病情简介：患儿，女，2岁。3天前，患儿在家坐在小椅子上啃猪排骨，家长忙于家务，突然听到女儿大声尖叫、哭闹，连忙从厨房跑出，看到2岁女儿鼻部、耳部鲜血直流，家犬却在孩子面前啃着骨头。家长定睛一看，孩子的鼻尖缺失，鼻孔朝天裸露，右耳郭部被咬脱裂伤。看到如此惨烈的意外，家长立即把孩子送到当地县医院急诊就医。医师对患儿右耳郭撕裂伤给予清创缝合后，看到鼻尖部大面积缺失，建议家长立即转上级医院诊治，患儿又转到省内一家三甲医院，医师给予鼻部创面清洁、消毒后，建议等到伤口修复后二期整形修复鼻部缺失，同时建议按程序接种狂犬疫苗。

伤后第3天，家长天天看着孩子的鼻子尖缺失，鼻孔裸露，心如刀割样疼痛，又带孩子来成都市妇女儿童医院耳鼻咽喉头颈外科就医，要求及时修复缺失的鼻尖。

专科检查：患儿哭闹，鼻尖部缺失，创面结痂，颜色黑褐，双侧鼻孔朝天裸露，右侧耳郭肿胀，耳后伤口已缝合。孩子尖叫、哭闹，检查极度不配合，很恐慌。

医疗处理：耳部伤口换药，鼻部伤口局部清理、暴露疗法，继续预防感染。按程序接种狂犬疫苗。等待鼻部伤口愈合后二期修复整形鼻尖缺失。

温馨提示

喜爱小动物是儿童的天性，儿童喜欢逗惹小动物也是常有的事。家长一定要从本病例中吸取教训，有小孩的家庭最好不要养宠物。出门在外看到小动物，也要让孩子与之保持距离，不要去逗弄它们。

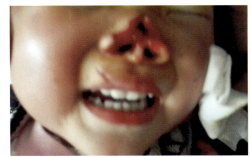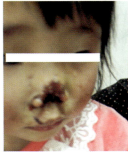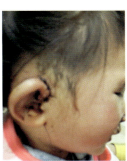

儿童鼻部犬伤　　　　　　　　　　　　耳部犬伤

 儿童耳部被老鼠咬伤病例

事发时间：2014年1月15日。

发生地点：患儿家中。

主诉：老鼠咬伤耳部6小时。

病情简介：患儿，男，6岁。当日凌晨3点左右，家长听到患儿一声剧烈叫喊，打开电灯一看，一只老鼠从孩子的耳部仓皇逃走，顿时孩子的右耳部鲜血直流，孩子呼耳部疼痛。考虑夜间就医不便，家长用酒精为孩子耳部消毒处理，天亮后，立即来笔者所在医院就医。

专科检查：患儿神智清楚，生命体征正常，右耳郭、耳轮中部鼠咬状损伤，局部肿胀明显，无活动性出血，无明显裂口。

临床诊断：耳郭老鼠咬伤。

医疗处理：

（1）耳部受伤处局部清洁消毒。

（2）建议家长带孩子去疾病预防控制中心进一步处理。

温馨提示

（1）老鼠不仅传播疾病，咬伤人类的意外事件时有发生。请家长朋友加强灭鼠，减轻鼠害，注意预防鼠灾、鼠害，防止老鼠咬伤儿童的事件发生。建议家长在老鼠多的环境下为孩子安装蚊帐。

（2）一旦发生老鼠咬伤儿童的事件，应立即用肥皂水清洗伤口，用医用酒精消毒处理局部伤口，及时到医院进一步处理。

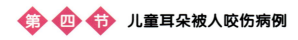 **儿童耳朵被人咬伤病例**

发生时间：2013年9月18日。

事发地点：幼儿园教室。

主诉：右耳被同学咬伤。

病情简介：患儿，男，3岁。幼儿园小班的小朋友都在老师的指导下排队训练，后面的小朋友突然咬住前面的一个小朋友的耳部，导致该小朋友右耳受伤出血、疼痛，孩子突然尖叫，剧烈哭闹，慌忙中老师未经处理，立即将被咬伤的孩子带到笔者诊断室就医求治。

专科检查：患儿哭闹，右耳上耳轮中下部可见牙齿印，部分皮肤表浅破损、出血，耳郭局部肿胀，其余部位未见明显损伤。

临床诊断：右耳郭人咬伤。

医疗处理：

（1）局部清洗、消毒、包扎。

（2）预防感染。

建议：如果孩子是乙肝面抗原阳性者，未注射过乙肝疫苗，需要去疾病预防控制中心进行相应治疗。

意外原因分析：幼儿园是儿童聚集之地，儿童之间的相互摩擦、打闹时常发生，从而导致此例耳部意外伤害的发生。

温馨提示

（1）幼儿园应加强对儿童的管教，特别是加强对儿童意外伤害的防范。

（2）把儿童的安全与健康提到重要的日程上来，将儿童的知识教育和安全教育放在同等的位子，安全教育是保障知识教育的前提。

（3）提高幼儿教师的安全意识及意外伤害发生后的处置能力。

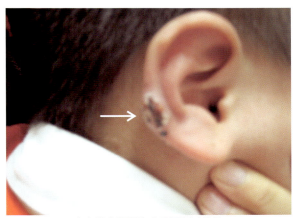

白色箭头所指为儿童耳郭咬伤处

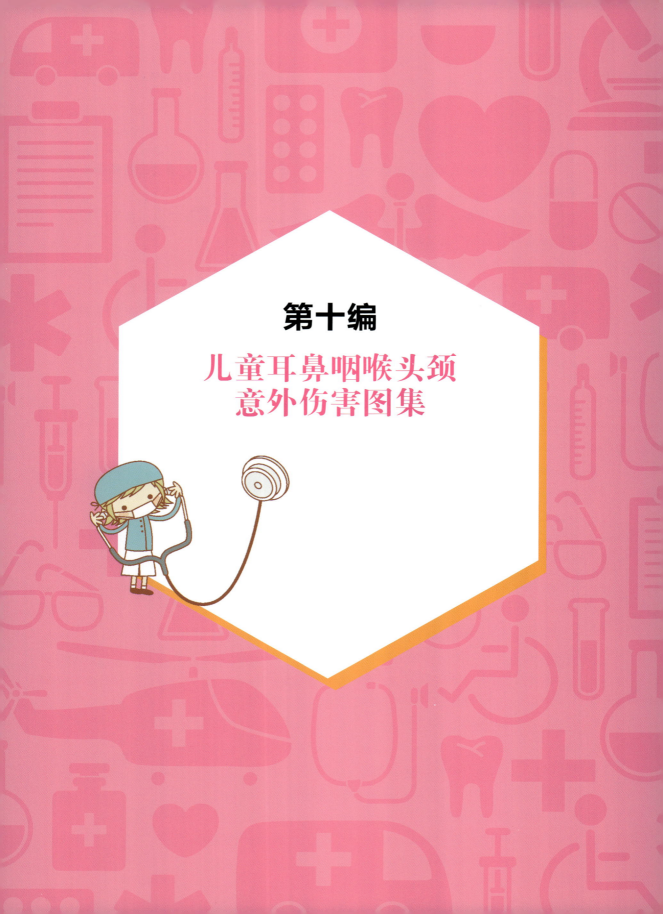

第十编

儿童耳鼻咽喉头颈意外伤害图集

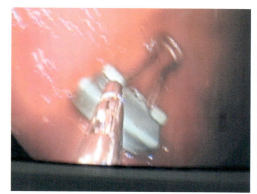

3岁小孩误吞入食管内的文件夹

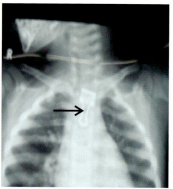

箭头所指为在食管内的异物

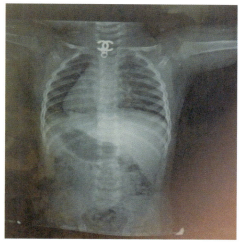

从1岁小孩食管中取出的金属拉链异物

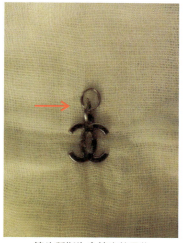

箭头所指为食管内的异物

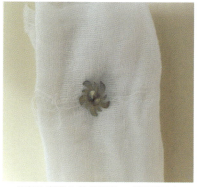

6岁儿童吞入花瓣异物，4天后取出

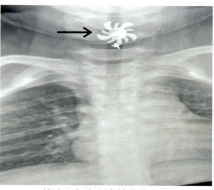

箭头所指为在食管内的异物

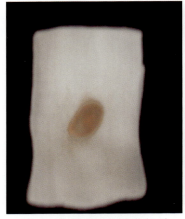

5岁男孩气管内南瓜子异物(5天)

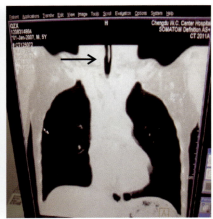

箭头所指为气管内的异物

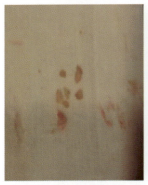

8个月婴儿致命的双侧气管异物

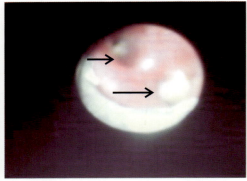

箭头所指为双侧主支气管异物阻塞

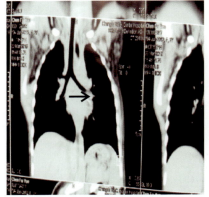

2岁女孩气管误入猪骨15天

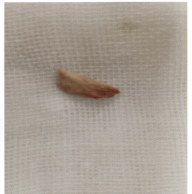

从支气管取出的猪骨

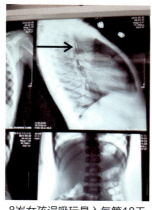

8岁女孩误吸玩具入气管18天

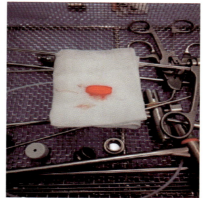

从孩子气管里取出的红色塑料块异物

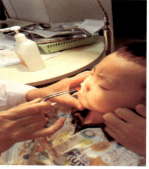

3岁男孩因耳痛就医，医师为孩子检查鼻腔发现异物

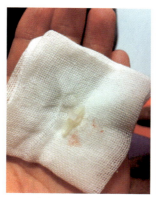

4岁女孩误吸玩具异物

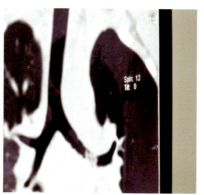

取出的玩具异物

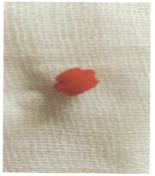

取出的异物

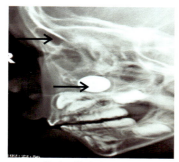

箭头所指为鼻腔异物

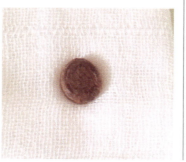

3岁男孩鼻腔取出的纽扣电池

参考文献

[1] 韩德民.鼻内镜外科学[M].北京：人民卫生出版社，2012.

[2] 张亚梅，张天宇.实用小儿耳鼻咽喉科学[M].北京：人民卫生出版社，2011.

[3] 田勇泉，韩德民.耳鼻咽喉头颈外科学[M].第7版.北京：人民卫生出版社,2008.

[4] 阎承先.小儿耳鼻咽喉科学[M].第2版.天津：天津人民出版社，2000.

[5] 徐幼，扬丹，梁国庆.儿童食管异物60例临床分析[J].四川医学，2001，（3）：301-302.